Clinical Guide,
Operative
Dentistry

# 保存修復クリニカルガイド
## 第2版

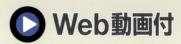
Web動画付

**編集**

| | | | |
|---|---|---|---|
| 千田　彰 | 愛知学院大学名誉教授 | 寺下正道 | 九州歯科大学名誉教授 |
| 田上順次 | 東京科学大学名誉教授 | 奈良陽一郎 | 日本歯科大学名誉教授 |
| 宮崎真至 | 日本大学歯学部教授 | 片山　直 | 明海大学歯学部名誉教授 |

**執筆者**（五十音順）

| | | | |
|---|---|---|---|
| 秋本尚武 | 鶴見大学歯学部非常勤講師 | 寺下正道 | 九州歯科大学名誉教授 |
| 天谷哲也 | 東京歯科大学非常勤講師 | 寺中敏夫 | 神奈川歯科大学名誉教授 |
| 池見宅司 | 日本大学名誉教授 | 徳田雅行 | とくだ歯科クリニック |
| 岩見行晃 | いわみ歯科クリニック | 鳥居光男 | 鹿児島大学名誉教授 |
| 恵比須繁之 | 大阪大学名誉教授 | 奈良陽一郎 | 日本歯科大学名誉教授 |
| 興地隆史 | 東京科学大学大学院教授 | 野田　守 | 岩手医科大学教授 |
| 風間龍之輔 | 東京科学大学非常勤講師 | 英　將生 | 鶴見大学歯学部准教授 |
| 片山　直 | 明海大学歯学部名誉教授 | 林　善彦 | 長崎大学名誉教授 |
| 加藤喜郎 | 日本歯科大学名誉教授 | 久光　久 | 昭和大学名誉教授 |
| 岸川隆蔵 | 東京科学大学臨床教授 | 平井義人 | 東京歯科大学元教授 |
| 北村知昭 | 九州歯科大学教授 | 冨士谷盛興 | 愛知学院大学歯学部非常勤講師（教授級） |
| 貴美島哲 | 日本歯科大学生命歯学部非常勤講師 | 堀田正人 | 朝日大学教授 |
| 久保至誠 | 福岡歯科大学臨床教授 | 柵木寿男 | 日本大学生命歯学部准教授 |
| 木尾哲朗 | 九州歯科大学教授 | 宮崎真至 | 日本大学歯学部教授 |
| 小松正志 | 東北大学名誉教授 | 向井義晴 | 神奈川歯科大学教授 |
| 斎藤隆史 | 北海道医療大学歯学部教授 | 桃井保子 | 鶴見大学名誉教授 |
| 笹崎弘己 | 東北大学元臨床教授 | 山本宏治 | 朝日大学歯学部元教授 |
| 佐野英彦 | 北海道大学名誉教授 | 山本一世 | 大阪歯科大学歯学部教授 |
| 千田　彰 | 愛知学院大学名誉教授 | 山本昭夫 | 松本歯科大学歯学部特任教授 |
| 田上順次 | 東京科学大学名誉教授 | 横瀬敏志 | 明海大学歯学部教授 |
| 谷本啓彰 | 大阪歯科大学歯学部講師 | 吉山昌宏 | 岡山大学名誉教授 |

医歯薬出版株式会社

# 序　*Preface*

　　近年の歯科医療を巡る変遷は著しい．人々の間では，心身ともに健康に，かつ豊かに生活することを期待する傾向が強くなり，その健康と豊かさの象徴でもある口腔の健康への関心が非常に高まっている．かつての対症的な歯科医療，すなわち痛みを取る，噛めるようにする，形を回復するだけの治療では，社会からの理解や支持が得られなくなってきている．そして疾患の予防，健康の維持と増進をはかる医療へ期待が移り，修復治療に対しても，より自然感に富んだ質の高い結果が求められている．

　　このような歯科医療の変遷や新たな展開のなか，近代臨床歯学の基礎であり，中核であるOperative Dentistry（保存修復学）の科学，技術，使用される材料と機器も長足の発展を遂げている．これらの保存修復学における科学的な進歩によって，う蝕症をはじめとする硬組織疾患の発症要因を制御することを中心とした予防的な治療，接着歯学に基づいた非侵襲的で審美的な修復治療など，新たな取り組み，アプローチを日常の臨床で実施することが可能になっている．

　　本書，『保存修復クリニカルガイド』は，2003年に初版『保存クリニカルガイド』として刊行された．本書のルーツである『保存修復のテクニック』は，保存修復学の基礎と臨床教育におけるマニュアルの必要性に呼応し，また各歯科大学・歯学部における保存修復学実習内容の統一をはかることを目的として1969年に先達の手により刊行された．そして長年にわたり版が重ねられ，また書名も変えてその意志が引き継がれてきた．しかしながら，『保存修復のテクニック』の刊行から30年以上の年月を経て，歯科医療の著しい変遷と保存修復学の進歩があり，時代の要請に応じた新たな技術マニュアル編纂の必要性が生じた．またコアカリキュラム，OSCEやCBTなどが歯学教育に採用されるようにもなり，これらにも具体的に対応するマニュアルも待望されるに至り，『保存クリニカルガイド』が刊行された．

　　しかし，この初版の発行からすでに5年以上の歳月を経て，その内容の一部に修正の必要性が目立ってきたことは否めない．初版刊行時には，マニュアルとしての性格から，刻々と進む機器，器材の発展と

*Preface*

開発に合わせ，短期間での改訂が必要な項目がいくつかあると予測されたが，諸般の事情によって改訂時期が若干遅れてしまった．しかしながら，幸いに医歯薬出版から改訂版刊行の提案を受け，また初版で編集委員としてご尽力された寺下正道，田上順次，片山　直各教授に改訂の了承と再度編集に加わっていただけるという了解を得られた．さらに奈良陽一郎，宮崎真至各教授に新たに編集委員としてご参加いただくこともでき，各先生方の熱意と献身的ともいえるご尽力によってきわめて短時間のうちに企画と編集作業を進め，刊行に至った．また，保存修復学教育で第一線に立って活躍される先生方に，本書の改訂についての趣意および歯の硬組織疾患治療の新しい取り組みについて，深いご理解と絶大なご支持をいただき，短期間での編纂にご協力をいただくことができた．

　本書は，新たな時代の「歯の硬組織疾患の治療」に関する理論に基づいた技術を，初版よりも可能なかぎりみやすく，また使いやすいマニュアルにすることを至上の目標にしてまとめられた．とくに，卒前の歯学生および臨床研修医の基礎・臨床実習や臨床研修に役立つよう配慮し，A章では，疾患の検査および診断の基本，B章ではさまざまな基本手技，C章では基本手技の応用としての症例の紹介，D章では保存修復学の理論の検索につながる資料をあげている．

　新しい時代，未来に向けて学習，研修に励む歯学生および臨床研修医の諸氏におかれては，本書編纂の趣旨を理解いただき，学習，研修に本書を活用いただければ幸甚である．

　　　2009年10月　編著者を代表して

千田　彰

## ― 第1版の序 ―

　新しい硬組織疾患治療の基礎・臨床実習ガイド，『保存クリニカルガイド』が刊行された．本書は，最新の硬組織疾患治療のあり方を詳細に紹介すると共に，最近の教育改革，たとえばモデルコアカリキュラム，CBT，OSCEなどの導入に対応するように編纂されている．また，卒前の基礎・臨床実習だけでなく，臨床研修医をはじめとする多くの臨床歯科医師にも参考となるよう配慮されている．

　近代歯学の中核であり，基礎であるOperative Dentistryは，歯の実質欠損に対する修復学を中心として発展してきたが，科学の進歩，人々の保健や医療に対する概念とニーズの変遷により，その根拠を大きく変えざるを得なくなってきている．本書の企画にあたっては，その点についてかなりの時間をかけて検討した．その結果，あえて書名に「保存修復」の名称を用いることをさけた．そしてこれまでの教科書では十分に取り上げられていなかった診査，診断法をA章において全面的に取り上げ，これらをPOS（Problem Oriented System）によって解説した．この基本はB章（基本手技），C章（症例）にも活かされ，読者はつねに患者が持つ種々の問題点を幅広い見地から認識してその解決法を立案し，実行する能力を会得しやすくした．また，本書は実技ガイドであり，理論についての詳細な記述はできるだけ省いたが，実技に関して最低限必要な基本知識と資料だけはD章にまとめ，読者の便宜を図った．

　一般に歯科医学，医療はArt and Scienceであるといわれるが，近年はとくにEvidenceに基づいた医療への変換が提唱されている．しかし，一方では歯科医師の技術力，実践対応能力の不足が指摘されるため臨床実習や研修の充実も図られている．歯科医師には文字どおりArtとScienceの両者の能力を向上させることが要求されているといえよう．このような事情のなかで実技教科書を企画・編集するには予想以上の時間と労力を要したが，編集委員の九州歯科大学 寺下正道教授，東京医科歯科大学大学院 田上順次教授，明海大学 片山　直教授には積極的で，的確な指摘と作業をしていただき，あらためて心からお礼を申し上げたい．また，編集の趣意を十分汲み取って貴重な時間を割いて執筆いただいた多くの先生方，そして本書発刊の機会を与えていただいた医歯薬出版株式会社に，また膨大な編集作業に黙々と従事いただいた編集部の方々に心から深く感謝する．

編著者を代表し読者の学習に本書が役立つことを願って
　2003年2月

千田　彰

# 保存修復
## クリニカルガイド 第2版
Clinical Guide, Operative Dentistry

**A** **検査，診断編** ……………………………………………… *1*

**1　治療計画の立案** ……………………………………… *2*

1．治療（問題解決）のための方法 …………………… *2*

2．基本的なプロセス（症例） …………………………… *4*

3．とくに症状や訴えがない場合 ……………………… *8*

4．痛みを訴える場合 …………………………………… *9*

5．審美性の改善を訴える場合 ………………………… *10*

**2　疾患別検査情報の分析** …………………………… *12*

**1－う　蝕** …………………………………………………… *12*

1．上顎中切歯隣接面のう蝕 …………………………… *13*

2．下顎左側第二小臼歯のう蝕 ………………………… *15*

3．二次う蝕 ……………………………………………… *17*

**2－tooth wear（歯の損耗）** ……………………………… *18*

1．咬　耗 ………………………………………………… *18*

2．摩　耗 ………………………………………………… *19*

3．くさび状欠損 ………………………………………… *20*

4．酸　蝕 ………………………………………………… *22*

**3－知覚過敏** ……………………………………………… *23*

**4－歯の破折・亀裂** ……………………………………… *26*

1．上顎左側中切歯の破折 ……………………………… *26*

2．上顎右側第二小臼歯の破折 ………………………… *28*

**5－変色・着色** …………………………………………… *29*

1．歯の変色 ……………………………………………… *29*

2．前歯の変色 …………………………………………… *31*

## B 基本手技編 ………………………………………………… *33*

**1－医療安全** ……………………………………………………………… *34*
　1．医療安全とは ……………………………………………………… *34*
　2．医療安全の確保 …………………………………………………… *34*

**2－患者とのコミュニケーション（医療面接）** …………………… *36*
　1．環境整備 …………………………………………………………… *36*
　2．コミュニケーションスキル ……………………………………… *37*
　3．インフォームドコンセントの実際 ……………………………… *39*

**3－切削法** 🔆Web動画参照 …………………………………………… *42*
　1．う窩の開拡 ………………………………………………………… *42*
　2．罹患象牙質の除去 ………………………………………………… *42*
　3．既存修復物の除去 ………………………………………………… *42*
　4．その他の切削法 …………………………………………………… *45*

**4－麻酔法** ………………………………………………………………… *48*
　1．保存治療で用いられる局所麻酔法 ……………………………… *48*
　2．局所麻酔の医療安全 ……………………………………………… *49*

**5－修復のための補助的手技** …………………………………………… *50*
　1．術野隔離法（フィールドコントロール）🔆Web動画参照 …… *50*
　2．歯肉排除法 🔆Web動画参照 …………………………………… *52*
　3．隔壁法 🔆Web動画参照 ………………………………………… *54*
　4．歯間分離法 ………………………………………………………… *56*

**6－う蝕・う窩の取り扱い** ……………………………………………… *58*
　1．非侵襲的治療 ……………………………………………………… *58*
　2．う窩の罹患象牙質の取り扱い 🔆Web動画参照 ……………… *61*
　3．歯髄・象牙質の保護 ……………………………………………… *62*

**7－歯科接着の基本** ……………………………………………………… *66*
　1．直接法修復の接着 ………………………………………………… *66*
　2．間接法修復の接着 ………………………………………………… *69*

**8－コンポジットレジン修復** 🔆Web動画参照 ……………………… *72*

**9－セメント修復** ………………………………………………………… *80*

**10－レジンインレーおよびセラミックインレー修復** ……………… *82*
　1．レジンインレー修復 ……………………………………………… *82*

2．セラミックインレー修復 ………………………………… 84

11－ベニア修復 …………………………………………………… 86

12－合　着 ………………………………………………………… 90

13－メタルインレー修復 ☞Web動画参照 ………………… 92

14－歯のホワイトニング ……………………………………… 100

15－知覚過敏の処置 …………………………………………… 108

16－再装着 ……………………………………………………… 110

17－患者・患歯の管理 ………………………………………… 112

1．管理の基本 ………………………………………………… 112

2．修復の術後経過と管理 ………………………………… 114

## C 症例編 ………………………………………………………… 119

1－レジン修復 …………………………………………………… 120

1．切端破折の修復 ………………………………………… 120

2．正中離開の改善 ………………………………………… 122

3．歯頸部の修復 …………………………………………… 124

4．臼歯部の修復 …………………………………………… 126

5．補　修 …………………………………………………… 130

2－インレー修復 ………………………………………………… 134

1．レジンインレー修復 …………………………………… 134

2．セラミックインレー修復 ……………………………… 138

3－失活歯の修復 ………………………………………………… 142

1．メタルアンレー修復 …………………………………… 142

2．レジンアンレー修復 …………………………………… 144

3．ファイバーポスト ……………………………………… 146

4－ベニア修復 …………………………………………………… 148

1．ポーセレンラミネートベニア修復 ……………………… 148

2．レジンラミネートベニア修復 ………………………… 150

## D 資料集 ………………………………………………………… 153

1－各種飲料，食品のpH ……………………………………… 154

2－日本におけるう蝕の罹患状況 …………………………… 155

3－日本における修復治療の推移と寿命 …………………………………… *158*
4－シェードテイキングの基本 …………………………………………… *161*
5－消毒と感染予防 ………………………………………………………… *162*
6－偶発事故への対応 ……………………………………………………… *166*

索　引 ……………………………………………………………………… *170*
材料・薬剤，機器一覧 …………………………………………………… *173*
問い合わせ先一覧 ………………………………………………………… *177*

 **Web動画目次**

A．メタルインレー修復の技工操作
 Ⅰ．蠟型採得と埋没
 Ⅱ．鋳造と研磨
B．う蝕および修復物の除去
C．コンポジットレジン修復
 Ⅰ．Class4 レジン修復
 Ⅱ．Class2 レジン修復

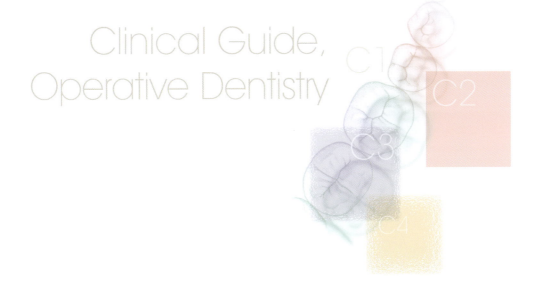

### 本書に付属する動画のご利用について

以下のURLまたはQRコードからウェブページにアクセスしてください．ページ上の項目をクリック／タップすると動画を視聴することができます．
https://www.ishiyaku.co.jp/ebooks/456910/

［動作環境］

Windows 10以上のMicrosoft Edge，Google Chrome最新版
macOS 13以上のSafari最新版
Android 12.0以上のGoogle Chrome最新版
iOS／iPadOS 16以上のSafari最新版
※フィーチャーフォン（ガラケー）には対応しておりません．

◆注意事項

・お客様がご負担になる通信料金について十分にご理解のうえご利用をお願いします．
・本コンテンツを無断で複製・公に上映・公衆送信（送信可能化を含む）・翻訳・翻案することは法律により禁止されています．

◆お問い合わせ先

以下のページからお問い合わせをお願いします．
https://www.ishiyaku.co.jp/ebooks/inquiry/
※お電話でのお問い合わせには対応しておりません．ご了承ください．

# A
## 検査，診断編

## A – 検査，診断編

# 1 治療計画の立案

### 学習のポイント

1. 必要な情報を収集する
2. 収集した情報を的確に分析する
3. 基本的な治療プロセスを理解する
4. 治療計画を立案する手順を理解する

## 1 – 治療（問題解決）のための方法

### 1）Problem Oriented System（POS；問題志向型診療システム）

　歯科医師の医療行為やその行為を決定する頭脳的活動は，患者の医学的問題を解決する過程（プロセス）であるといえる．医学的問題には身体的なもの（Medical problem；M）だけでなく背景に心理的（精神的）なもの（Psychological problem；P），社会的（経済的）なもの（Socio-economic problem；S）もあり，診療情報はこの3つに分けて整理（MPS方式）するとわかりやすい．

　患者のもつ問題を解決するプロセスは図1-1に示すように，患者の訴えがあり，それを歯科医師が医学的問題であることを認識し（問題認識），その原因などを調査して情報を集め（情報収集），情報を整理・分析し（問題点の抽出・分析），主要なものから並べ（問題点のリストアップ），解決策を立てる（初期計画の立案）．そして，解決策を実行し（治療の実行），また情報収集，情報を整理・分析して次の方針を立案・実行する．このプロセスを繰り返して，患者のもつ医学的問題点のすべてを解決していく．問題の解決にあたっては倫理的原則や医療の論理を押しつけるのではなく，患者のおかれている状況を聞いて，自分が主治医であれば何ができるのかを最終的に決定することである．この際，患者の思いを十分理解することは当然であるが，医療従事者は臨床のむずかしい問題を傍観するわけにはいかない．患者

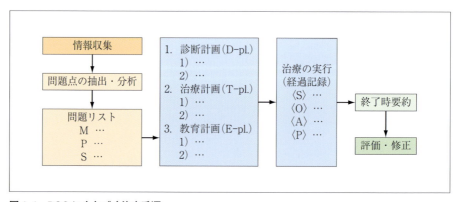

図1-1　POSにもとづく治療手順

表 1-1　歯科医師に要求される能力（到達目標）

| | |
|---|---|
| 1．情報収集（医療面接） | 患者の訴えを正しく把握するため，また良好な患者－歯科医師関係を構築するためにコミュニケーションの方法を習得する |
| 2．観　察 | 患者が発する信号をキャッチし，種々の検査が正確にでき，その結果を正しく判断する |
| 3．問題認識 | 重大な情報や問題点に気づかなければ問題解決につながらない．身体的問題だけではなく，心理的，社会的な問題も含めて，一人の人間として問題になる点を発見する |
| 4．問題分析 | 問題リストを作成する能力が必要であり，これができなければ正しい治療計画が立案できない |
| 5．問題解決策の立案 | 考えられる解決策のなかから一番効率よく，効果的な方法を選択すると同時に，優先順位を決めることが大事である |
| 6．問題解決策の実行（遂行） | 知識と技術を習得し，実行する．また，インフォームドコンセントおよび患者教育を的確に行う．歯科医師として強く要求される能力である |
| 7．診療録の記載 | 正確な記録として残すため，また正しく情報を伝達するために表現方法を習得する．POS は記録の方法に特別な約束をしている |
| 8．評価（監査） | 症例ごとに評価を行うことでフィードバックでき医療内容が向上する |
| 9．啓　発 | チーム全体の活動をマネージする，あるいは一員となってサポートする態度が必要である |

のもっている解釈モデルと歯科医師としての解釈モデルが一致するように努力する．

　これは Problem Oriented System（POS；問題志向型診療システム）という診療システムに従ったもので，**表 1-1** に示す能力が要求される．これは本書の到達目標でもある．

　また，診療録（Problem Oriented Medical Record；POMR）の経過記録は Subjective（自覚的な症状），Objective（他覚的な症状），Assessment（評価），Plan（診療方針）の 4 つの項目（SOAP）で構成されている．保存修復の分野においては，前述の MPS は初診時の情報収集および問題点の抽出・分析，リストアップの際に必要とし，その後は計画のもとに進める（**図 1-1**）．

　歯の硬組織疾患の治療も，たとえ患歯が 1 歯であっても，同様のプロセスで診療にあたれば良好な結果が得られる．

　「初期計画の立案」の項では，歯の硬組織疾患について問題認識および情報収集の方法と問題点の抽出・分析による診断への方向性までを記述し，「疾患別検査情報の分析」の項では，各疾患特有の情報収集の方法，問題点の抽出・分析と初期治療の立案まで記述している．

## 2）Evidence Based Medicine（EBM；根拠にもとづく医療）

　EBM とは，経験則ではない根拠にもとづいた医療を行うことである．現在得られている客観的データをもとに治療計画を決め実行する．

　すなわち，医療を客観的かつ体系的にとらえるものであり，確証（エビデンス）のある系統だった臨床データや研究データから治療効果の高い材料や薬剤，方法や手順を採用して治療を行うことである．

　EBM から各疾患に視点をおく医療者側の解釈モデルができる．しかし，歯科疾

患の多くは多因性疾患であり生活習慣病としても位置づけられており，唯一無二の解釈モデルはないと考えたほうがよい（POS 参照）．

### 3）Narrative Based Medicine（NBM；物語と対話にもとづく医療）

NBM とは，患者の語る病気に関する物語を理解し体系づけ医療に反映させることである．

病気は患者一人ひとりの人生に伴う背景をもって発症している．多様な因子が絡み合っているため，画一的なデータを基準に治療を行うことには無理がある．

患者は自分の病気の原因を自身の判断でとらえ，どんな治療が必要か，予後はどうなるのか，自分で解釈している．不安や疑問，治療への期待や希望をもっている．また，これらをきっかけ（動機）として来院している．

NBM から，自分の不都合に視点をおく患者側の解釈モデルができる．医療者側と患者側の解釈モデルの一致が望ましい（POS 参照）．

### 4）クリティカル（クリニカル）パス

クリティカルパス（以下パス）は軍や産業界で広く用いられているもので，アウトカム（目標・成果）を決め，それに向かって時系列に行うべきことを順序立てて整理したものである．

医療においては，一定の疾患をもつ患者に対して縦軸に検査・治療・患者教育・日常生活などの項目を，横軸に目標（たとえば退院日）を決め，それに向かって個々のアウトカム項目（たとえば食事を流動食から固形食に変える日）を適宜入れた二次元の図表をさす（**図 1-2**）．

パスを用いることは治療の到達目標を決め患者に提示することであり，患者に医療の保障をすることを意味する．したがって，確かなエビデンス（EBM）のもとに作成する必要がある．パスは，疾患に対する医療者側の解釈モデルといえるものであるが，患者側の解釈モデルを反映させるものにしておかなければならない．

## 2 - 基本的なプロセス（症例）

ここでは基本的な治療計画の立案を実際の症例を通じて解説する．

### 1）情報収集（医療面接）＜自覚的な症状＞

患者の訴えを正しく把握する．何をしてほしいか，何が不満なのかを聞くことも必要（NBM）である．

事前情報として患者の性別，年齢，住所，職業が重要な情報となることがある．**図 1-3** の患者の場合は，歯科医院に住居が近く，時間的余裕があり，来院時間や治療回数にとくに制約はないと判断できる（確認の要あり）．

## IPC用パス（Dr.用）：IPC，AIPC

| | | Step 1 | | | Step 2(再IPC) | | Step 3(修復) | | | |
|---|---|---|---|---|---|---|---|---|---|---|
| 回数 | | 1 | 2 | 3(1W) | 4 | 5(1W) | 6(1M) | 7(3M) | 8(6M) | 9(12M) |
| 月日 | | / | / | / | / | / | / | / | / | / |
| Outcome | | IPC，AIPCで歯髄の保存をはかる．1〜3か月間仮封したまま経過を観察する | | | Step 1で症状の改善が良好でなかった場合に再処置を行う | | AIPCは再開拡し，罹患象牙質の再硬化を確認(IPCは症例による)後，修復する | | | リコール |
| 検査・症状 | 自発痛 | 自( )無 | 自( )無 | 自( )無 | 自( )無 | 自( )無 | 自( )無 | 自( )無 | 自( )無 | 自( )無 |
| | 冷水痛 | 冷( )無 | 冷( )無 | 冷( )無 | 冷( )無 | 冷( )無 | 冷( )無 | 冷( )無 | 冷( )無 | 冷( )無 |
| | 打診痛 | 打( )無 | 打( )無 | 打( )無 | 打( )無 | 打( )無 | 打( )無 | 打( )無 | 打( )無 | 打( )無 |
| | EPT | IPC時必要 | 必 | 必 | 必 | 必 | 修復時必要 | | | |
| | | +( ) | +( ) | +( )- | +( )- | +( )- | +( )- | +( )- | +( )- | +( )- |
| | X-Ray | 必 | IPC直後必要 | 必 | | | 修復時必要 | | | |
| | | 有 無 | 有 無 | 有 無 | 有 無 | 有 無 | 有 無 | 有 無 | 有 無 | 有 無 |
| 処置 | 局所麻酔 | 有 無 | 有 無 | | 有 無 | | | | | |
| | 感染歯質 | 残 除去 | 残 除去 | | 残 除去 | | | | | |
| | 露髄 | 有( )無 | 有( )無 | | 有( )無 | | | | | |
| | 覆髄剤 | Cal HY ( ) | Cal HY ( ) | | Cal HY 3Mix | | | | | |
| | 仮封 | GIC CR | GIC CR | | GIC CR | | | | | |
| | 再開拡 | | | | 有 無 | | 有 無 | 有 無 | | |
| | 修復 | | | | | | | | | |
| | 抜髄 | | 抜髄 断髄 | | 抜髄 断髄 | | 抜髄 断髄 | 抜髄 断髄 | | |
| 患者説明(パス) | | 未済 | 未済 | 未済 | 未済 | 未済 | 未済 | 未済 | 未済 | 未済 |
| Variance | | 有 無 | 有 無 | 有 無 | 有 無 | 有 無 | 有 無 | 有 無 | 有 無 | 有 無 |
| 各回のコメント | | | | | | | | | | |
| Stepごとのコメント | | | | | | | | | | |

図1-2　クリティカル（クリニカル）パスの一例

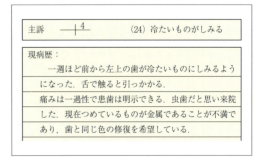

図1-3　診療録1号用紙の一部　　　　　図1-4　診療録1号用紙の一部

痛みは冷水による誘発痛（図1-4）であり，歯髄および象牙質の痛みの疑いが強い．痛みに気づいてから来院までの期間は短く，痛みは軽度で緊急性を要しない．患者は少しばかり時間がかかっても，痛い治療はせずに，もとのきれいな色の歯になる（金属はいやだ）ことを考えて（希望して）いる（患者の解釈モデル）．

## 2）問題認識

痛みの原因を除去し，審美的な材料で機能回復する必要がある．

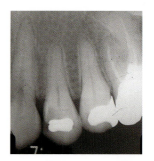

図 1-5　患歯（|4）の口腔内写真　　　　　　図 1-6　患歯のエックス線写真

### 3）情報収集＜他覚的な所見＞
DMFT：15　PCR：48.1％

視診・触診（図 1-5）：|4の咬合面にメタルインレーが装着されており，近心に深いう窩があり，エアーによる一過性の疼痛を訴える．打診痛はない．罹患象牙質除去時に軽い痛みを訴える．

エックス線写真所見（図 1-6）：近心の透過像は小豆大で歯髄腔に近接している．歯髄腔，歯根膜腔，歯槽硬線に特記すべき異常所見はみられない．

### 4）問題点の抽出・分析
　得られた情報から|4を治療するうえで必要な問題点を抽出する．
　カリエスリスクが高いことが予想される．貧血がみられるだけで治療上大きな身体的問題点はない．若い女性で審美的な要求が高く，経済的余裕はないと思われる（学生）．

### 5）問題点のリストアップ
M1：歯髄に近接した象牙質う蝕（一部性の歯髄炎が疑われる）
M2：カリエスリスクが高い
P1：審美性を考慮
S1：学生（保険内治療，時間的余裕あり）

### 6）初期計画の立案（IPC のクリティカルパス）（図 1-2）
・診断計画：患者の同意が得られれば，カリエスリスク検査（保険適用外）
・治療計画：|4 IPC，3か月程度経過観察後，レジンインレー修復
・教育計画：カリエスリスクの改善

### 7）患者への説明と同意（インフォームドコンセント）
　立案した初期計画を説明し，理解と同意を得る．

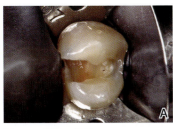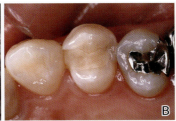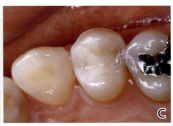

図 1-7 治療の経過
A．う窩の開拡　B．IPC 法（仮封）　C．レジンインレー修復

| 8/3 |  | 歯科再診料 |
|---|---|---|
|  |  | 〈S〉治療計画はよく理解できた．お願いします．前回の治療（EZ仮封）で痛みはおさまった． |
|  |  | 〈O〉4| エアーで一過性の疼痛，打診痛（−），EPT（3+） |
|  |  | 〈A〉計画通り IPC を選択する． |
|  | 4| | 〈I〉＊　浸潤麻酔　2％キシロカイン 1.8m$l$ の半量 |
|  |  | ラバーダム |
|  |  | 仮封材および罹患象牙質除去　う蝕検知液使用 |
|  |  | IPC　水酸化カルシウム製剤（Dycal） |
|  |  | 仮封　グラスアイオノマーセメント（Fuji IX） |
|  |  | 〈P〉1．4| は 1～3 か月程度経過観察 |
|  |  | 　　2．歯磨き指導 |
|  |  | 　　3．カリエスリスク検査 |

図 1-8　診療録 2 号用紙の記載例
＊実施内容（Implementation）を指す．POS は〈P〉に記載するようになっているが，まぎらわしくなるため〈I〉を使ってもよい．

### 8）患者の選択（インフォームドチョイス）

患者は治療計画と教育計画を了解した．診断計画（カリエスリスク検査）の了解は得られず必要性を継続して説明する．

### 9）治療の実行（経過記録）

図 1-7，8 を参照．

### 10）終了時要約

|4 IPC 処置の 1 週後には冷水痛が消失したが，患者は若干の違和感を訴えた．1 か月後，すべての症状が消失した．3 か月後，歯髄は生活反応を示し異常症状は認められず，窩洞形成（MO）を行い，1 週後にレジンインレーを装着した．この間，PCR は 50％前後から約 25％に減少．6 か月後，患者の不都合はない．
カリエスリスク検査は承諾後行う．

### 11）評　価

|4 IPC の経過は良好．

# 3− とくに症状や訴えがない場合

## 1）情報収集（医療面接）

**＜自覚的な症状＞**　①主　訴

医療面接を行い，来院にいたった理由（NBM）を確認する．
主訴のなかには検診目的，リコールなどもある．

②質問表を活用

現病歴，既往歴，患者のプロフィール，生活環境などを収集
し，治療上の注意点，カリエスリスクおよびメインテナンス
の可否の一部を把握する．

## 2）問題認識

医療面接から検査項目を決め，検査結果から問題点を認識する．

## 3）情報収集

**＜他覚的な所見＞**　・口腔内の検査（医療面接により，得られた情報から検査項目
が限定される）

・口腔外の検査

顔貌，表情，態度から精神状態の把握など

## 4）問題点の抽出・分析

①欠損なし，あるいは修復あり：着色，白濁，エックス線透過性亢進など

［身体的な問題点（M）］

・硬組織疾患（名）　・歯周組織の状態　・歯列・咬合関係　・カリエスリスク

・問題となる既往歴

［心理的・社会的問題点（P, S）］

・健康意識　・治療への協力度　・他の心理的・社会的な問題

②欠損あるいは不良な修復あり

［身体的な問題点（M）］

・硬組織疾患（名）　・患歯の重要度　・欠損の広がり　・歯髄処置の必要性

・歯周組織の状態　・歯列・咬合状態　・カリエスリスク　・問題となる既往歴

［心理的・社会的問題（P, S）］

・健康意識　・治療への協力度　・他の心理的・社会的な問題

## 5）問題点のリストアップ

問題点を抽出・分析したものを，重要な順に整理する．

来院理由も重要な問題点になることがある．

### 6）初期計画の立案

問題点のリストに従って初期計画を立案する．

・診断計画　　・治療計画　　・教育計画

### 7）患者への説明と同意（インフォームドコンセント）

患者への治療方法を説明し，納得したうえで同意を求める．

## 4 – 痛みを訴える場合

### 1）情報収集（医療面接）

**＜自覚的な症状＞**　①主　訴

痛みという明確な主訴がある．患者の不具合は何なのか，どうしてほしいか（解釈モデル）の情報を収集する．

②痛みの種類→病態の推量

自発痛→歯髄・歯周組織の炎症

誘発痛→象牙質の露出，歯髄の炎症

咬合痛→歯の亀裂，歯周組織の炎症

痛みの発症時期と経過→病態の程度の推測

③付随症状

一過性あるいは持続性，鋭痛あるいは鈍痛，定位性，刺激により増大あるいは減少など．

### 2）問題認識

痛みの種類と推量した病態から緊急性を判断，他覚症状の情報収集の手順を決める．

### 3）情報収集

**＜他覚的な所見＞**　①象牙質の痛み

象牙質の露出，擦過や冷水による誘発痛，欠損の広がりと歯髄腔との関係

②歯髄の痛み

冷温熱痛（一過性，持続性），歯髄反応亢進の有無

③その他の痛み

鑑別診断のための他覚症状を収集する．自発痛が強い場合は患歯の確認を急ぎ，応急処置を考える．

## 4）問題点の抽出・分析

①象牙質の痛み

［身体的問題点（M）］

・硬組織疾患（名）　・患歯の重要度　・修復の状態

・欠損の広がりと歯髄との関係　・カリエスリスク　・問題となる既往歴

［心理的・社会的問題点（P, S）］

・歯科治療（痛み）への不安　・健康意識　・治療への協力度

・他の心理的・社会的な問題

②歯髄の痛み

［身体的問題点（M）］

・緊急性の判断　・歯髄疾患（名）（可逆的か不可逆的か）　・患歯の重要度

・修復の状態　・問題となる既往歴

［心理的・社会的問題点（P, S）］

・歯科治療（痛みや無髄）への不安　・健康意識　・治療への協力度

・他の心理的・社会的な問題

## 5）問題点のリストアップ

問題点を抽出・分析したものを重要な順に整理する．

## 6）初期計画の立案

問題点のリストに従って初期計画を立案する．

・診断計画　・治療計画　・教育計画

計画を実行しながら情報を追加し，必要に応じ治療計画の変更を行う．

## 7）患者への説明と同意（インフォームドコンセント）

激しい痛みを伴っている場合も治療計画の説明は必要だが，簡潔さが要求される．

# 5- 審美性の改善を訴える場合

## 1）情報収集（医療面接）

＜自覚的な症状＞　①主　訴

審美障害を主訴としており，緊急性を要しないことが多い．心理的・社会的問題が重視されることも多い．患者自身が審美性について，どのように考えているのか，どうしてほしいのか（解釈モデル）の情報を収集する．

②病態の推量

明瞭な自覚がある：変色，形態の異常，歯列不正など

明瞭な自覚がない（理由があいまい）：心理的・社会的問題

## 2）問題認識

治療あるいは検査の必要性を認識する.

自覚症状から他覚症状の情報収集の手順を決める.

## 3）情報収集

**＜他覚的な所見＞**　①審美性の改善が必要

色，形態，修復物と周囲の硬組織，歯列，咬合，歯周組織

②明らかな審美障害が認められない

再度の医療面接や心理テストなどから心理的，社会的な問題点を把握する.家族から情報を得ることが必要なこともある.

## 4）問題点の抽出・分析

①歯に審美障害が認められる

［身体的問題点（M）］

・硬組織疾患（名）　・変色（着色）や形態異常の程度　・修復物の良否

・歯列の不正　・歯髄・歯周組織疾患　・カリエスリスク　・問題となる既往歴

［心理的・社会的問題点（P, S）］

・健康意識　・治療への協力度　・心理的・社会的な問題

②明らかな審美障害が認められない

［心理的・社会的問題点（P, S）］

・心理的背景　・社会的背景（プロフィールなど）・心的外傷

診断計画を立て，後日問題点の抽出・分析を行うことも考慮に入れる.

## 5）問題点のリストアップ

問題点を抽出・分析したものを重要な順に整理する.

## 6）初期計画の立案

問題点のリストに従って初期計画を立案する.

・診断計画　・治療計画　・教育計画

## 7）患者への説明と同意（インフォームドコンセント）

心理的な要素も多く，説明は慎重に行う.

A－検査，診断編

# 2 疾患別検査情報の分析

**学習のポイント**

1. う蝕歯の検査法の特徴・目的を理解する
2. う蝕歯の診断法を理解する
3. う蝕歯の治療計画を理解する

## 1-う 蝕

ここでは，う蝕の治療のための情報収集・整理・分析の仕方について解説する．

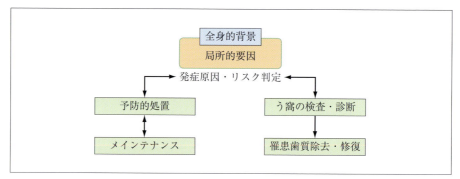

図2-1　う蝕の検査と治療の流れ

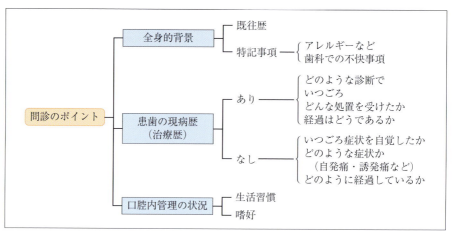

図2-2　問診のポイント
問診では，症状の有無・変化を経時的に把握することを念頭において，情報を整理する．

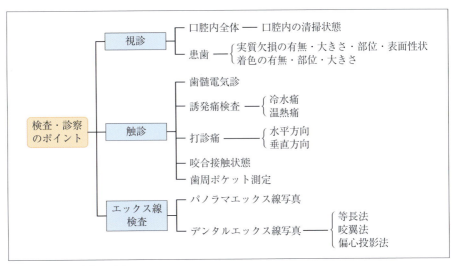

**図 2-3 検査・診察のポイント**
う蝕の部位を特定することを念頭におく．とくに歯髄との位置関係を把握する．

# 1. 上顎中切歯隣接面のう蝕

### 1）情報収集

症例：38歳の女性
主訴：上顎前歯の一過性冷水痛
病歴：2週間前より自覚し，現在まで変化なく続いている．
全身既往歴：特記事項なし
家族歴：特記事項なし

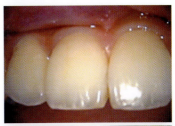
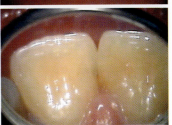

### 2）検査と診断

1|1 隣接面に生じたう蝕である．実施した検査から，(1)う蝕の部位・大きさを特定し，(2)歯髄に影響がないかを判定する．

#### (1) う蝕の部位・大きさの特定

①視　診

　唇側：う窩を直視はできない．
　口蓋側（ミラー像）：隣接部に暗黒色の変化
　隣接部に強い光をあててう窩の部位を確認すること（透照診），歯間分離も有効．

②エックス線検査の特徴

　パノラマエックス線写真：口腔内全体を見渡すことができる．前歯部はみにくい．

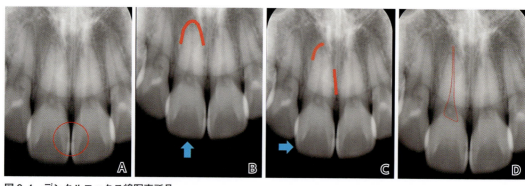

**図2-4 デンタルエックス線写真所見**
A. 隣接面う蝕の検査  B. 垂直打診で反応する部位(赤)  C. 水平打診で反応する部位(赤)  D. 歯髄腔の位置・形態

 デンタルエックス線写真
  等長法：一般的な撮影法，前歯部のう蝕の検査に用いる
  咬翼法：臼歯隣接部のう蝕の検査に有効
  偏心投影法：頰舌側の位置関係を把握しやすい
③エックス線写真所見（**図2-4A**）
 本症例では，等長法による撮影を選択した．近心隣接面に象牙質に達する透過像を認める．

### (2) 歯髄に影響がないかを判定

①問診：痛みや違和感の経時的変化について詳細にたずねる．
 ⇒本症例では，2週ほど前に発現した軽度の一過性冷水痛が，増悪せずに経過している．
②誘発痛検査：歯髄の炎症性変化の有無を間接的に判断する．

|  | 健全歯髄 | 歯髄充血 | 単純性歯髄炎 | 化膿性歯髄炎 | 歯髄死 |
|---|---|---|---|---|---|
| 冷水痛 | なし | 弱い（一過性） | 強い | 弱い〜なし | なし |
| 温熱痛 | なし | なし | なし〜弱い | 強い | なし |

⇒本症例では，軽度の一過性冷水痛が認められたが，温熱痛は認められなかった．
③歯髄電気診：歯髄の生死を判定する．誘発痛検査に反応を示さない場合で，歯髄の生死を確認するためにとくに重要である．
 ⇒本症例では，誘発痛検査に反応したことから生活歯髄であることが明らかであるので省略した．
④打診（**図2-4B，C**）：歯根膜の反応を判定する．
 a．垂直（歯軸）方向：根尖部付近の歯根膜の炎症性変化が疑われる（根尖性歯周炎の可能性）．
 b．水平方向：歯根中央部の歯根膜の炎症性変化が疑われる（辺縁性歯周炎の可能性）．

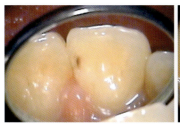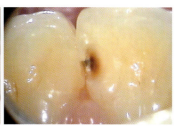

図 2-5　う窩の開拡

　⇒本症例では，水平・垂直ともに打診痛はなく，患歯周囲の歯根膜に異常所見は認められなかった．
⑤エックス線写真所見
　　髄角は明瞭ではないが，隣接歯と比較して歯髄腔の大きさや形態に著明な変化は認められない（**図 2-4 D**）．
　　歯根膜腔もほぼ確認でき，拡大はみられない．周囲の歯と比較しても大きな変化は認められない．
　　う蝕は象牙質内に限局し，エックス線ならびに誘発痛検査から，歯髄への影響はないと考えられる．注意する点として，う蝕はエックス線写真の所見より進行していることが多く，唇側からう窩が直視できない点があげられる．

### 3）治療計画

　口蓋側より，歯質を切削し，着色している罹患象牙質を除去して
　⇒コンポジットレジン修復
　　　グラスアイオノマー修復

## 2．下顎左側第二小臼歯のう蝕

### 1）情報収集

症例：43 歳の男性
主訴：下顎左側第二小臼歯の冷水痛
現病歴：半年ほど前より，同部が暗色になっているのは気づいていたが，歯科受診に恐怖心があり，放置していた．2 か月ほど前から冷水痛を自覚するようになった．
全身既往歴：特記事項なし
家族歴：特記事項なし

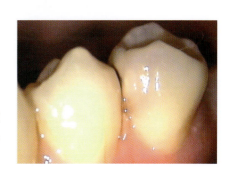

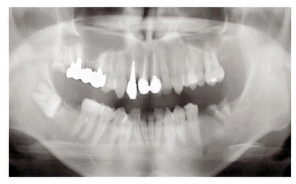

図2-6 パノラマエックス線写真

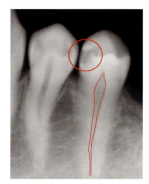

図2-7 エックス線写真

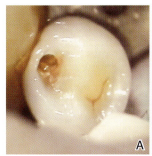
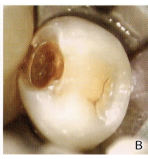
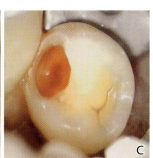

図2-8 う窩の開拡
A．エックス線とよく比較する　B．象牙細管の走向をイメージして罹患象牙質を追求する
C．う窩が一望できるようにする

## 2）検査と診断

 $\overline{5}$ 近心隣接面に生じたう蝕である．患者が歯科受診に対して恐怖心が強いことから，問診時より，十分に患者の訴えを聞き，恐怖心がやわらぐように配慮する．多数歯の処置が必要であることから，まずパノラマエックス線写真で口腔内全体を把握し，十分に説明を行う（図2-6）．
　エックス線検査では（図2-7），隣接部より象牙質内にう窩と思われる透過像を認める．歯髄腔形態および歯根膜腔に著明な変化は認めない．誘発痛検査では，軽度の冷水痛を認めたが，温熱痛は認められなかった．また，打診痛も認められなかった．

## 3）治療計画

　う蝕は象牙質内に深く進行し，歯髄に影響している可能性もある．咬合面近心小窩より切削を行い，罹患部を一望できるように開拡する（図2-8）．う窩が歯髄腔に近接しているので，歯髄保護を行う．
⇒メタルインレー修復（鉤歯となる可能性あり）
　コンポジットレジン修復

## 3. 二次う蝕

### 1) 情報収集

症例：23歳の女性
主訴：下顎前歯の着色が気になる．
現病歴：約5年前に，近医にて処置を受けた．痛みはなく良好に経過していたが，半年ほど前より，色が暗くなっているのに気づいていた．
全身既往歴：特記事項なし
家族歴：特記事項なし

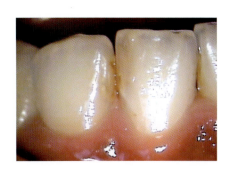

### 2) 検査と診断

修復物直下に生じた二次う蝕である．患歯に治療歴がある場合は，問診で「どのような理由で処置を受けたか」，「治療時期」，「現在までの経過（とくに歯髄症状）」を詳細にたずねて把握することが重要である．エックス線検査では，近心修復物の直下に透過像を認める（**図2-9**）．歯髄腔は明瞭ではないが隣接歯と顕著な差異は認めない．また，歯根膜腔にも異常所見は認めない．

誘発痛検査では，冷水痛・温熱痛ともに認められなかった．歯髄電気診では生活歯であった．

⇒修復処置がなされている場合は，誘発痛検査ですべて陰性であっても，健全歯髄とは判断せずに必ず生活歯であるかを確認することが重要である．う蝕は修復物直下で進行しているが，歯髄への影響はないと考える．

### 3) 治療計画

修復物を除去し，エックス線写真で透過像が認められた歯頸部側の罹患歯質を注意深く除去する（**図2-10**）．歯髄腔に近接する場合は歯髄保護を考える．
⇒コンポジットレジン修復，グラスアイオノマー修復

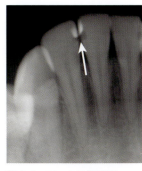
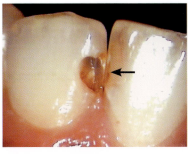

図2-9　エックス線写真　　図2-10　修復物除去とう窩の開拡

# 2-tooth wear（歯の損耗）

tooth wearとは，口腔内に露出した臨床歯冠が，う蝕以外の原因によって損耗する疾患を総称したものである．これには，咬耗あるいは摩耗という機械的要因によって生じるもの，くさび状欠損というアブフラクションによって生じるもの，あるいは酸によって生じる酸蝕歯などがある．

## 1．咬耗

### 学習のポイント

1．咬耗の原因を理解する
2．咬耗の検査・診断法を理解する
3．咬耗の治療計画を理解する

#### 1）情報収集

症例：44歳の男性
主訴：奥歯がしみる
病歴：特記事項なし

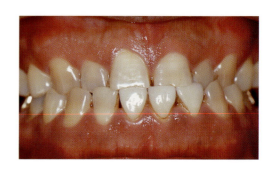

#### 2）検査と診断（表2-1）

視診によって，咬合面形態について精査し，エナメル質の摩耗状態やこれが象牙質に達しているかを検査する．さらに，口腔習癖としてのブラキシズムについて，問診を併せて判断する．研究用模型によって，咬合接触の面積を知ることによっても，咬耗の存在および程度を判断することができる．

表2-1　問診と検査におけるポイント

| 問　診 | 検　査 |
| --- | --- |
| ・痛みの誘因<br>・痛覚の持続時間<br>・歯髄の状態<br>・咬合状態<br>・咬耗に関する症状の経緯<br>・職業，趣味，嗜好<br>・習慣（ブラキシズムなど） | ・咬耗を生じている部位<br>・習癖，習慣との関連性<br>・ブラッシング法<br>・歯髄の状況<br>・研究用模型の観察 |

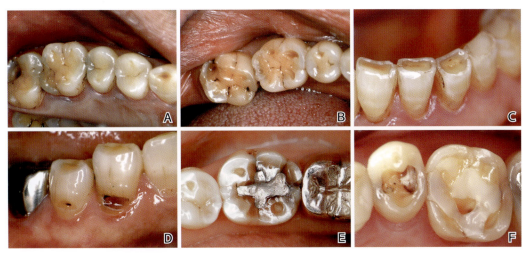

図2-11 咬耗を伴った典型的な症例
A．とくに大臼歯部で咬耗が著しい　B．対合歯では咬耗とともにエナメル質の欠損を認める　C．下顎前歯部切縁に生じた咬耗　D．顎運動を誘導する犬歯および小臼歯の咬耗　E．金属修復物を残し，咬頭がすべて摩耗している　F．咬耗によって修復物が一部脱落している

### 3）治療計画

- 咬耗によってエナメル質が鋭縁や鋸歯状を呈し，軟組織を刺激する場合には形態修正を行う．
- 著しいクレータ状を呈する場合では修復処置を行う．
- 咬合高径が低下したことによる障害があれば，咬合挙上を行う．
- 食片圧入があれば，修復によって適切なコンタクトを回復する．
- ブラキシズムなどの異常機能があれば，スプリント療法などを行う．

## 2．摩　耗

**学習のポイント**

1. 摩耗の原因を理解する
2. 摩耗の検査・診断法を理解する
3. 摩耗の治療計画を理解する

### 1）情報収集

症例：56歳の女性
主訴：歯がしみる
病歴：特記事項なし
家族歴：特記事項なし

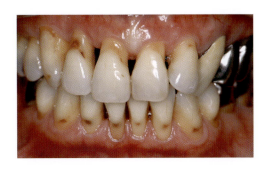

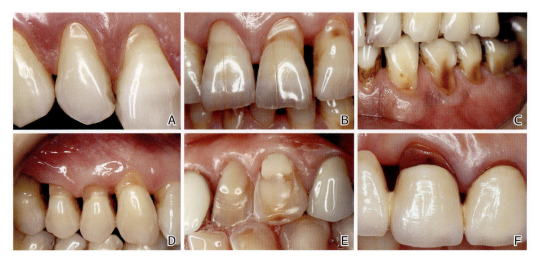

**図 2-12　摩耗を伴った典型的な症例**
A．摩耗面は滑沢である　B．ブラシによる擦過痕を認める　C．咬合も関与していると考えられる
D．歯周病による根面露出と摩耗　E．修復物を残して解剖学的形態が損なわれている　F．補綴物マージン部の歯質の摩耗

### 2）検査と診断

　摩耗を生じている部位を特定するとともに，咬合との関連性を精査する．また，習癖あるいは習慣について問診するとともに，普段行っているブラッシング法を確認する．さらに，歯髄の状態とともに摩耗に関する症状の経緯を確認し，疼痛があればその程度と持続時間を検査し，診断を行う．

### 3）治療計画

- 正しいブラッシング法の指導
- 習慣で改善できる点の指導
- 悪習癖の除去
- 小さな欠損では修復を行わないこともある
- 審美性が要求される症例では接着修復を行う

## 3．くさび状欠損

### 学習のポイント

1. くさび状欠損の原因を理解する
2. くさび状欠損の検査・診断法を理解する
3. くさび状欠損の治療計画を理解する

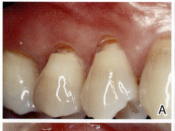
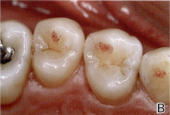
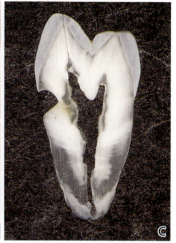
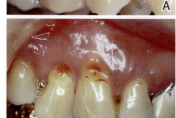
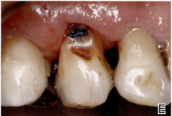
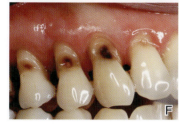

**図 2-13 くさび状欠損を伴った典型的な症例**
A．歯頸部に深いくさび状の欠損を認める　B．側方運動時に頰側咬頭が干渉している　C．典型的くさび状欠損歯の切片　D．停滞性のう蝕を併発している　E．根面う蝕がくさび状欠損に併発している　F．アブフラクションと摩耗が混在している

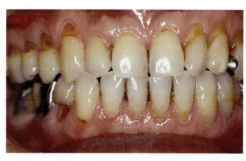

### 1）情報収集

症例：56歳の男性
主訴：水がしみる
病歴：特記事項なし

### 2）検査と診断

　歯科的自覚症状の有無とともに，ブラッシング法，使用している歯磨剤の種類を確認する．また，ブラキシズムなどの習癖とともに咬合状態を検査し，原因を特定して診断する．

### 3）治療計画

・ブラッシング法の指導
・知覚過敏に対する処置
・欠損が大きければ修復処置
・必要に応じてナイトガード装着

## 4. 酸蝕

> **学習のポイント**
> 1．酸蝕の原因を理解する
> 2．酸蝕の検査・診断法を理解する
> 3．酸蝕の治療計画を理解する

### 1）情報収集

症例：28歳の男性
主訴：詰めものがとれた
病歴：神経性無食欲症（拒食症）
家族歴：特記事項なし

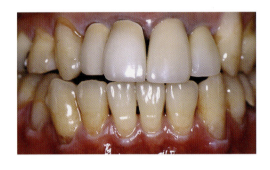

### 2）検査と診断

　食事に関する習癖，内科的疾患の有無，家庭あるいは職場の状況について，歯科的既往と合わせて情報収集する．模型による全顎的な状態の把握とともに口腔内写真撮影を行うことで酸蝕の部位，進行程度を把握する．咬耗では，修復物と歯質とが等高になっているが，酸蝕では歯質のほうが低くなっているために鑑別は容易である．

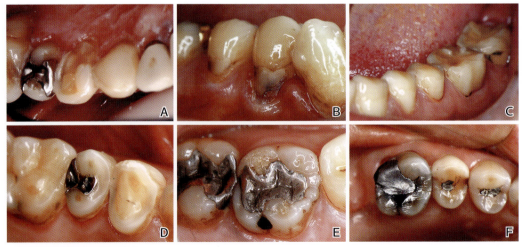

図2-14　酸蝕歯を伴った典型的な症例
A．口蓋側のエナメル質が侵蝕され，象牙質が露出している　B．修復物の歯頸側からも酸による侵蝕を認める　C．咬合面のエナメル質が均等に溶解している　炭酸飲料の摂取に伴う酸蝕歯と考えられる　D．金属修復物が浮き上がったような状態．酸蝕歯の特徴の一つである　E．エナメル質表面が粗糙感を呈する　F．咬耗とともに一部酸蝕歯の状態を認める

### 3）治療計画

・食習慣の改善を促す
・欠損歯質の修復
・口腔衛生指導
・食事指導
・再石灰化促進製剤の併用

## 3 - 知覚過敏

　咬耗，摩耗，破折，治療時の切削，歯肉退縮などで生活歯のエナメル質やセメント質が失われて象牙質面の露出と象牙細管の開口を生じ，そこに機械的刺激や温度刺激などの外来刺激が加わることで痛みを生じる疾患をいう（表2-2, 3）．

### 学習のポイント

1. 象牙質知覚過敏症の定義と原因を理解する
2. 象牙質知覚過敏症の検査・診断方法を習得する
3. 象牙質知覚過敏症の治療計画を理解する

### 1）情報収集

症例：71歳の女性
主訴：下顎前歯部がしみる．下顎前歯部の象牙質の露出とくさび状欠損により，一過性冷水痛が認められる．
病歴：特記事項なし

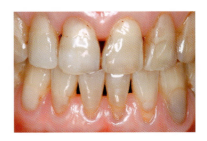

### 2）検査と診断

　象牙質知覚過敏症の検査は，他の口腔内疾患と大差はないが，他の疾患との鑑別（表2-4, 5）および象牙質知覚過敏症を引き起こす各要因（表2-2, 3）の有無を念頭において主観的情報（問診）や客観的情報（各種検査，表2-4）を収集する必要がある．具体的には，問診による自覚症状の確認（自発痛の有無，冷水痛や温水痛などの誘発痛の有無や持続時間），スリーウェイシリンジを用いた冷気刺激による誘発痛の有無や持続時間，探針による擦過痛（図2-15）の有無などの客観的情報により，患歯の特定や他の疾患との鑑別（表2-5），知覚過敏の程度や歯髄の状態の評価を行う．

表 2-2 象牙質面露出と象牙細管開口の原因

| 1. エナメル質およびセメント質の喪失 | 摩耗 | 不適切なブラッシング，歯磨剤の過剰な使用→くさび状欠損 |
|---|---|---|
| | 咬合性外傷 | ブラキシズム，噛みしめ→くさび状欠損（アブフラクション）・咬耗 |
| | 酸蝕 | 飲食物由来の酸などによる損耗 |
| | 破折 | 破折線，マイクロクラック |
| | 医原性要因 | 窩洞形成，レスト座形成，ガイドプレーン形成 |
| 2. 歯肉退縮によるセメント質の露出（歯根露出） | 生理的退縮 | 加齢，位置異常 |
| | 病的退縮 | 歯周病，不適切なブラッシング，アブフラクション |
| | 医原性要因 | 過度のスケーリングやルートプレーニングなど |
| 3. 象牙細管の開口やマイクロクラックの開大 | 清掃不良 | プラーク中の細菌の産生する酸による細管内容物などの溶解 |
| | 医原性要因 | 漂白 |

表 2-3 象牙質知覚過敏症を引き起こす外来刺激

| 温度刺激 | 冷刺激・温刺激（飲食・冷気） |
|---|---|
| 機械的刺激 | ブラッシングによる擦過 |
| 化学的刺激 | 酸（飲食物・職業的な化学薬品曝露）・漂白 |
| 咬合圧 | ブラキシズム・噛みしめ |
| 口腔乾燥 | 口呼吸・加齢・口腔乾燥を伴う疾患など |

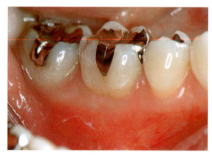

図 2-15 ⌐6の根面の露出により一過性冷水痛と探針による擦過痛が認められる症例
くさび状欠損と異なり，頬側以外に近遠心面や舌側面にも広範囲に知覚過敏を認める場合がある．

### 3）治療計画

　象牙質知覚過敏症の治療計画は，象牙質露出要因の排除，開口した象牙細管の封鎖や被覆，亢進した知覚に対する対応（歯髄鎮静や歯髄除去）を組み合わせる．検査結果から原因が明確に特定できない場合もあるため（**表 2-2, 3**），単独では特効的な処置法にならないことが多い．このため，処置を行う際は，その効果を確認しながら待機的な診断も続ける必要がある（**表 2-6**）．歯髄除去は，重度の一過性誘発痛や不可逆性歯髄炎への移行が疑われる場合にのみ行うようにし，極力，歯髄保存に努める．

表 2-4　検査のポイント

| 1．視診（患歯の特定・他の疾患との鑑別） | |
| --- | --- |
| 欠損の有無 | う蝕・くさび状欠損・咬耗・摩耗・破折 |
| 根面の露出 | 歯肉退縮 |
| 口腔清掃状態 | プラークおよび歯石の沈着状態 |
| 咬合状態 | ファセット・咬耗 |
| 2．触診（患歯の特定・知覚過敏の状態の評価） | |
| 擦過痛の有無 | |
| 3．誘発痛（患歯の特定・他の疾患との鑑別・知覚過敏および歯髄の状態の評価） | |
| エアーによる疼痛の有無 冷刺激および温刺激 | 痛みの程度と持続時間（一過性・持続性） |
| 4．エックス線検査（おもに他の疾患との鑑別） | |
| う蝕の有無 歯周炎の程度 | |

表 2-5　鑑別診断のポイント

| 1．う蝕との鑑別 | 視診・エックス線検査 |
| --- | --- |
| 象牙質知覚過敏症 う蝕 | う蝕病巣なし う蝕病巣あり |
| 2．不可逆性歯髄炎との鑑別 | 自発痛および持続的温水痛の有無 |
| 象牙質知覚過敏症 不可逆性歯髄炎 | 自発痛および持続的温水痛なし 自発痛および持続的温水痛あり |
| 3．歯の破折との鑑別 | 視診・咬合痛の有無 |
| 象牙質知覚過敏症 歯の破折 | 肉眼的破折線なし・咬合痛なし 肉眼的破折線あり・咬合痛あり |
| 4．象牙質知覚過敏症の可能性を示唆する検査結果 | |
| 表 2-2 および表 2-3 参照 | |

表 2-6　象牙質知覚過敏症の治療計画

| 1．象牙質露出および象牙細管開口に対する処置 | | |
| --- | --- | --- |
| 口腔衛生指導 | ➡ | ブラッシング指導・フッ化物歯面塗布 フッ化物含有歯磨剤の使用 |
| 咬合調整 | ➡ | 過高補綴物の調整・咬合負担の分散 |
| 欠損修復 | ➡ | コンポジットレジン修復・グラスアイオノマーセメント修復 |
| 露出象牙質の被覆 | ➡ | レジンコーティング・グラスアイオノマーセメントコーティング |
| 象牙細管の封鎖 | ➡ | 薬物塗布・レジンコーティング・イオン導入 |
| 2．知覚亢進への対応 | | |
| 歯髄鎮静 | ➡ | レーザー照射，鎮痛薬の処方 |
| 歯髄除去 | ➡ | 抜髄処置 |

# 4- 歯の破折・亀裂

## 1．上顎左側中切歯の破折

### 学習の ポイント

1. 歯の亀裂と破折の原因を説明する
2. 歯の亀裂と破折の検査・診断を実施する
3. 歯の亀裂と破折の治療計画を説明する

#### 1）情報収集

症例：20歳の女性（露髄を伴う破折の場合）

主訴：上顎左側中切歯の破折

病歴：歩行中に転倒し，路面に前歯部を強打した．周囲軟組織の損傷は軽度で，歯の動揺はみられない．冷水痛が認められ，歯髄電気診には反応を示した．破折した歯面には点状の露髄が認められる．破折片は牛乳に入れた状態で持参した．受傷後1時間ほど経過している．

#### 2）検査・診断

・外傷による破折か咬合による破折かを判断する．

・エックス線写真により破折の波及部位・骨の変化・変位の確認（場合によっては照射角度を変えて破折線の確認が必要）．

・外傷生活歯の場合，歯髄の生死は，受傷直後では歯髄電気診に対する反応が失われていることもある．数か月の検査継続が必要である．

・瘻孔形成がある場合は，歯髄にいたる破折（歯冠・歯根破折）を疑う．

#### 3）治療計画

象牙質に達する破折であり，点状の露髄を生じているが，症状を訴えていないため歯髄の保存を試み歯冠修復を行う．

破折片がある場合は，接着性レジンセメントによる接着を行う．破折片に変色が生じていたり，審美性が要求される症例では，接着性修復を行う．

2 疾患別検査情報の分析　27

表2-7　問診のポイント

・患者の氏名，年齢
・全身状態，意識レベル，頭痛，嘔吐感，めまいの有無
・受傷したときの情報：場所や状況（衛生状態，感染の可能性の有無）
・咬合状態（顎骨骨折や顎関節の損傷，歯の脱臼の有無）
・歯科的自覚症状：自発痛，咬合痛，誘発痛，動揺
・来院までの応急処置や治療の内容
・歯科的既往歴と全身的既往歴

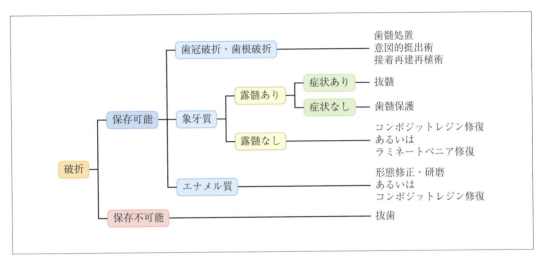

図2-16　破折症例の治療のフローチャート

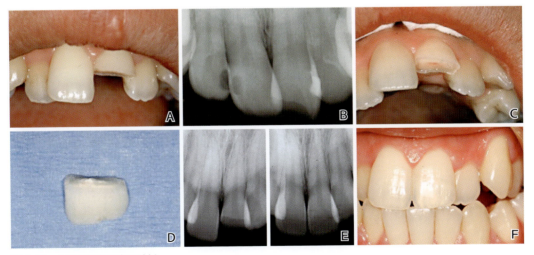

図2-17　上顎左側中切歯の破折
A．上顎左側中切歯の破折　B．エックス線写真所見　C．露髄を伴う破折　D．持参した破折片　E．破折時と修復後のエックス線写真所見　F．破折部修復後

## 2．上顎右側第二小臼歯の破折

### 1）情報収集
症例：36歳の男性
主訴：上顎右側第二小臼歯の破折
病歴：20年ほど前に根管処置を受け，支台築造後に硬質レジンジャケット冠による修復を受け，良好に経過していた．しかし，半年前より，患歯周囲の違和感と排膿および排膿臭が生じた．

### 2）検査・診断
・外傷による破折か咬合による破折かを判断する．
・エックス線写真により破折線の走行・深達度を確認（場合によっては照射角度を変えて破折線の確認が必要）．
・瘻孔形成がある場合は，歯根破折を疑う．歯頸部から根尖相当部に瘻孔を形成することが多い．
・破折が疑われる場合，破折部に一致して深いポケットがみられる．

### 3）治療計画
・失活歯の破折である．
・垂直性の歯根破折である．
・歯の再植や挺出を含めた保存の可能性について判断する．
・本症例では，保存不可能と判断し，抜歯を行うこととした．

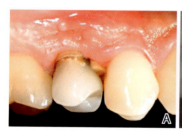 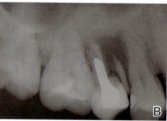 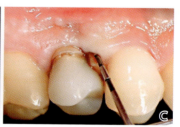

図2-18　上顎右側第二小臼歯の破折
A．上顎右側第二小臼歯の破折　B．垂直性歯根破折のエックス線写真所見　C．プローブを用いた検査

# 5- 変色・着色

## 1．歯の変色

### 学習のポイント

1．変色の原因を理解する
2．変色歯の検査・診断の方法を理解する
3．変色歯の治療計画を理解する

#### 1）情報収集

症例：38歳の女性
主訴：歯の変色
病歴：幼少時に中耳炎に罹患し，テトラサイクリン系の抗菌薬を服用した
家族歴：特記事項なし

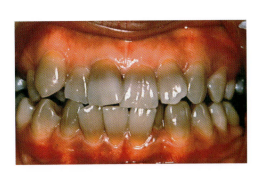

#### 2）検査と診断

　問診により過去にテトラサイクリンを服用した場合には，その種類，時期，期間，量などを可能なかぎり聴取する．また，既往歴，現病歴，現症，家族歴，生活習慣，嗜好品，職業などを聴取する．さらに，口腔内の検査（歯髄電気診，エックス線検査，測色）を行い，必要に応じて内科対診を求める．しかし，原因の特定が困難なことが多い．

#### 3）治療計画

①カウンセリングのみで治療を行わない
②コート材の塗布
③ブリーチング
　a．オフィスブリーチング
　b．ホームブリーチング
　c．コンビネーションブリーチング
④歯冠修復
　a．コンポジットレジン修復
　b．ラミネートベニア修復（コンポジットレジン，ポーセレン）
　c．クラウン装着（オールセラミック，レジンジャケット，レジン前装，陶材焼付鋳造冠）

表2-8 歯の変色の問診と検査のポイント

| 問　診 | 検　査 |
|---|---|
| ①年　齢<br>②全身的既往<br>③歯科的既往<br>④生活習慣<br>⑤常用薬<br>⑥妊娠，授乳<br>⑦心理的影響 | ①歯髄の生死<br>②歯の形態異常，形成不全<br>③修復物の辺縁適合性<br>④知覚過敏<br>⑤透照診<br>⑥咬耗，摩耗<br>⑦バンディングの有無<br>⑧ホワイトスポットの有無<br>⑨金属塩による変色の有無<br>⑩う蝕，歯周病<br>⑪咬合検査<br>⑫エックス線検査<br>⑬歯の色の測色 |

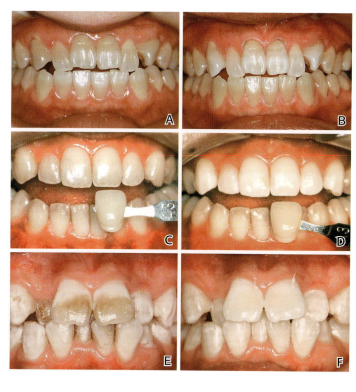

図2-19　有髄変色歯とその対応例
A．テトラサイクリンによると思われる変色がみられる
B．上顎のみオフィスブリーチングを行った
C．軽度の黄ばみと外来色素の沈着がみられる
D．上顎のみホームブリーチングを行った
E．白濁，外来色素沈着，上顎中切歯の茶色の変色がみられる
F．歯面研磨，エナメル質表層の一層削除と研磨，ホームブリーチングを行った

## 2．前歯の変色

### 1）情報収集

症例：28歳の女性
主訴：前歯の変色
病歴：小学生のときに転倒して前歯を強打し，その後変色してきた．歯科医院で診察を受け，歯髄が失活していたため根管治療を受けた．
家族歴：特記事項なし

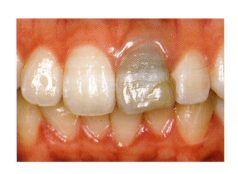

### 2）検査と診断

　歯髄の内出血・壊死：外傷，失活剤（亜砒酸）の使用，不適切な抜髄処置などにより，歯がピンク色，暗紫色および黒褐色に変色する．歯髄の生死，根管処置の適否を確認する．残存歯質の量，修復物の大きさ，歯冠形態修正の必要性の有無を調べる．
　髄腔内から漂白処置を行うにあたってはエックス線検査で根尖透過像の有無，緊密な根管充填，根管内の金属の有無を確認する．ポストインレー，メタルコア，スクリューポスト，アマルガムなどの金属の腐食やフッ化ジアンミン銀（サホライド）など，金属イオンの浸透によって変色した歯は漂白で白くすることはできない．根尖未完成歯では，歯を強打したときに歯髄内出血してその後赤紫に変色しても月日の経過とともに自然に褪色することがあるので，新鮮症例ではしばらく経過を観察する．

### 3）治療計画

① PTC（professional tooth cleaning）
②コート材の塗布
③ブリーチング
　a．オフィスブリーチング
　b．ホームブリーチング
　c．コンビネーションブリーチング
　d．ウォーキングブリーチング
④歯冠修復
　a．コンポジットレジン修復
　b．ラミネートベニア修復（コンポジットレジン，ポーセレン）
　c．クラウン装着（オールセラミック，レジンジャケット，レジン前装，陶材焼付鋳造冠）

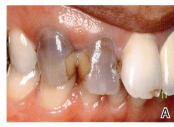 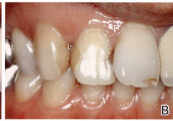 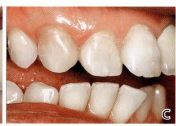

図 2-20　無髄変色歯とその対応例①
A．上顎右側側切歯，犬歯の変色とエックス線写真上で根尖透過像が認められた
B．感染根管治療終了後，ウォーキングブリーチングとオフィスブリーチングを各5回行った
C．漂白終了後，古いコンポジットレジンを除去し再修復した

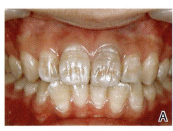 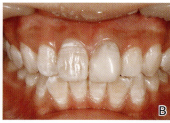 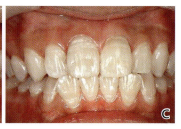

図 2-21　無髄変色歯とその対応例②
A．上顎左側中切歯と側切歯が無髄変色歯
B．上顎左側中切歯と側切歯にコート材の塗布を行い，ウォーキングブリーチングを適用した
C．ウォーキングブリーチング終了後，コート材を除去してから上顎のみホームブリーチングを行った

# B

## 基本手技編

B 基本手技編

# 1 – 医療安全

**学習のポイント**
1. 患者の安全を理解する
2. インフォームドコンセントを理解する
3. 診療のガイドラインとマニュアルを熟知する

## 1 – 医療安全とは

　無床診療所や歯科診療所を含むすべての医療機関に，①医療安全の確保（全般的規定），②院内感染対策，③医療品安全確保，④医療機器安全確保について，指針などの作成とその実施が医療法で義務付けられた．

　この改訂により①策定すべき指針，②確保すべき体制，③職員研修の実施，④記録がおもな柱となっている．

## 2 – 医療安全の確保

### 1）医療安全の基盤となるおもな理念

#### (1) 患者の安全

　歯科治療を行う場合，最善の歯科医療が提供されることを前提に，治療の過程において危険度を最小限にするのが原則である．保存修復分野では薬剤の飛散，窩洞形成時の粘膜の損傷，修復物の咽頭への落下などに注意しなければならない．人は誤りをおかすものであるとの前提のもとで，誤りが起こりにくい，誤りが起こっても重大な結果になりにくい環境を整えることが重要である．

#### (2) インフォームドコンセント

　医療面接にて情報収集を行い，初期計画の立案後（プロセスについては次項参照）に，患者に病状や診断名，検査，処置について十分に説明することは歯科医師としての責務である．また，患者に処置で損傷を与える可能性がある場合は，処置の必要性，苦痛の程度，危険性などを説明する．そして，処置法に選択肢がある場合はその旨を説明し，患者が選択できるようにする．上記の説明のみではなく，成功率，費用，予後までも含んだ正確な情報が与えられることが望まれている．

#### (3) 診療のガイドラインとマニュアル

　ガイドラインとマニュアルとは少し意味合いが違う．ガイドラインとは，診療の最善のプロセスを記載したものであり，多数の症例の臨床経過と治療効果の解析よ

り作成されたものである．ガイドラインは，一定の状況下の診療について患者と医療者が正しい診療方針を決定することを支援する．

　マニュアルは，一般には状況に即してどのように対応すべきかを説明したもので，これは所定の社会や組織における各個人の行動を明文化して示し，全体に一貫性のある行動をとらせるものである．

　以上，ガイドラインは緩やかな基準であり，状況によっては変更しうるもので，マニュアルは，歯科診療においては診療行為の手順書であるからこれを遵守しなければならない．

## ２）医療安全の実際
### （1）事故の経験を共有する

　事故は避けることはできない．事故の報告から分析を行い，原因を明らかにする．経験した事故をスタッフが学習すれば経験したことになる．事故は隠すことなく，報告公開して学習の材料とする．事故を起こした当事者をとがめることなく，人権保護に努める．効果的な安全対策は治療計画の立案同様に問題解決型の改善策にて取り組んでいく．

### （2）患者と対話促進

　患者への説明には，専門用語は使用せず，わかりやすい言葉で，一方的にではなく，質問をする間合いをとりながら進めてゆく．患者からは自分の病気に対する治療への要望，予後への期待なども聞く．

　患者に許可なく，職場の上司や友人などへ病状を話してはならない．

### （3）スタッフ間のコミュニケーションを十分にとる

　患者のもつ重要な情報については他の部門のスタッフも共有すべきである．たとえば，患者のエックス線撮影を放射線科に依頼した場合，患者のもつ重要な情報（C型肝炎など）は放射線医や放射線技師に伝わるようにする．インレーなどでは歯科技工士に同様の連絡は必要である．現在，自分が何をしようとしているかをスタッフに伝えておくことがチーム医療では重要である．

### （4）先の危険を察知し，危険に備える

　危険性を伴う処置を行うに際しては，これらの医療に伴い発生する可能性のある事象を想定し，発生したときの対応を考えておく．正しい知識を身につけ，的確な病状を把握し，歯科医療行為により起こるべき危険を予想することは，事故を未然に防ぐのに重要である．「これは」と心にひっかかる感覚は危険を回避するために大切である．

# 2 - 患者とのコミュニケーション（医療面接）

**B 基本手技編**

**学習のポイント**
1. よりよい患者—歯科医師の関係を構築する
2. 正確で詳細な病歴を情報収集する
3. 患者教育をすることで治療への参加を促す

## 1 - 環境整備

　患者とのコミュニケーションは患者の信頼を得るため，正確な説明をするため，教育（指導）効果を上げるためなど，治療を進めるために重要である．コミュニケーションが成立しなければ，治療は成功しないといっても過言ではない．

　コミュニケーションは言語だけでなく，その場の環境にも大きく左右されるため，環境を整備する必要がある．診療室内にプライバシーを考慮したコミュニケーションのための相談室を設置することが望ましい．

### 1）受　付

　通常，患者は立っているため，受付も目の高さがやや低めになるように立つか，座る場合はコミュニケーションがスムーズにできる高さに椅子を設定する．受付は歯科医師と患者との間のコミュニケーションを円滑にする役割も担っている．患者への意思の伝達だけでなく，患者からのコミュニケーションの受け手でもある．具体的には常に明るく受けとめ，相手への意識をもって傾聴し，相手の話が終わってから発言するよう心がける．

### 2）診療室

　患者からの情報収集，患者への病態や治療方法の説明および教育（指導）がコミュニケーションの主体となる．患者との適切な位置関係（水平的距離），資料を置くテーブル，同じ高さの椅子（垂直的距離）などコミュニケーションの取りやすい環境が望ましい．したがって，環境の整った相談室（図 2-1）で行うのが最適である．診療台に座った状態（図 2-2）では患者の不安は拭いさられず，コミュニケーションがスムーズに行えないことがある．

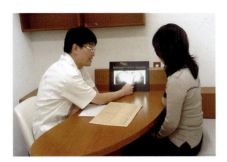
図2-1 相談室での医療面接
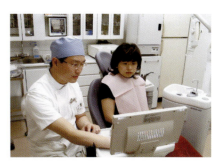
図2-2 診療室での医療面接

## 2- コミュニケーションスキル

### 1）コミュニケーションの3つの要素

**(1) 受 容**

患者のありのままを全面的に受け入れ，その人を理解しようとする態度であり，相手の言葉を肯定したり，否定したりしないで，ただそのまま受け止めることである．

**(2) 共 感**

患者の苦しみや痛みは一緒に背負ってくれる人間の存在により軽減される．コミュニケーションで患者を癒すことができるように自らを訓練する必要がある．

**(3) 臨床能力**

臨床に関する知識，技能および態度を身につけ，患者に専門家として援助することである．

### 2）コミュニケーションの取り方

**(1) 問いかけの3つの型**

①中立的な質問：年齢や住所などの質問で答えが1つしかなく，患者の心に動揺が起こらない．最初の問いかけに適している．
　例）どこにお住まいですか？

②閉じた質問：答えがYesかNoかの選択になるため，医療者側の疑問は解消されやすい．その反面，患者が自由に答えることができず，心理的背景に入れない．
　例）痛みがありますか？

③開かれた質問：答えが自由で無限であり，患者への問いかけに適している．
　例）どんな痛みですか？

**(2) 聴くことの技法**

①沈黙：患者は考えや気持ちを整理していることがあり，待つことも必要である．
②うなずき，あいづち，うながし：タイミングよく入れる．患者は話しやすくなる．
③繰り返し：患者の言葉をそのまま言い直すのが繰り返しである．相手へ理解したことを伝え，また確認にもなる．

④明確化，言い換え：異なる言葉で，相手が表現したかったこと，できなかったことを言い表すことをいう．

### (3) 説　明
①主題をはっきりさせる．
②理解度を確かめながら行う．
③共通の意味として受け取れる言葉を使う．
④要点を強調する．とくに高齢者や幼児に対しては繰り返す，あるいは最後にまとめる．
⑤視点を変える（やったらどうなる→やらなかったらどうなる）．

## 3）コミュニケーションの実際
### (1) 初診患者への対応
①自己紹介を行う．
②患者の氏名（敬称）をよび，本人であることを確認する．
③今から行うこと（医療面接）を説明して同意を得る．

### (2) 言葉を手掛かりに事実をつかむ
①明確にさせる．
　例）あなたの周りにそのような人がいるのですか？
②立場を自覚させる．
　例）家の方がお困りになられるのではないですか？
③限定させる．
　例）一言でいうとこういうことですね．
④充足させる（要約）．
　例）あなたのおっしゃりたいことはこういうことですね．

### (3) 聞き手への意識をもつ，よく聞くこと，関心を示す態度をとる（傾聴する）
①相手の目をみる（アイコンタクト）．
②適宜にうなずき，あいづちを打つ．
③患者の態度は自分の態度を振り返るための鏡である．

### (4) 過剰表現や否定は条件が整ってから行う
　誤って理解していることを正すことは必要である．しかし，タイミングを誤ると，自分（患者）のことを理解してくれないと思われることがある．患者にとって自分で自分を評価することと，医療従事者（第三者）が自分（患者）を評価することは，同じ表現を使っても受け取り方は同じではない．オウム返しをうまく使ってよい条件を待つ．
　例）〜と思われているのですね．

### (5) その他
①あいさつは患者より先に行う．

②常に肯定的な表現を用いる．
　例）お気持ちはよくわかります．
③明るく話す．
④あいまいな表現を避ける．
　例）だいたい召し上がりましたか？
⑤患者が発言しやすいようにする．
　例）何かお聞きになりたいことはありませんか？
⑥患者と歯科医師の解釈モデルは異なることが多い．コミュニケーションを通して解釈モデルの一致を目指す．患者が誤った解釈をした場合，治療は逆行する．ずれが生じることを常に考えながら対処する．

## 3- インフォームドコンセントの実際

### 1）症例1：う蝕（図2-3，表2-1）

**患者への説明**

　　冷たいものにしみる歯（4|）は，歯と歯の間に大きなむし歯があります．エックス線写真をみますと（エックス線写真を示しながら），むし歯は歯の神経（歯髄）の近くまで進んでいて，神経が軽い炎症を起こしている可能性が高いようです．悪い部分を全部削ると神経が出てくるかもしれません．

　　治療としては，①歯の神経をとる方法，②歯の悪いところを少し削って薬を詰めることで神経の炎症を回復させる方法が考えられます．

　　①は痛みはすぐなくなりますが，歯がもろくなったり，痛みを感じなくなって再発したとき気がつかなかったりします．最終的には冠をかぶせることになります．②は結果が出るまで数週間かかりますが，成功の可能性は高いと思います．症状（しみる）がとれなければ，その時点で①と同じ神経をとることになります．②の治療がうまくいけば，あとは部分的に詰めることですみます．あとで詰めたりかぶせたりする材料は歯と同じ色のものを使うことにしましょう．②の方法が

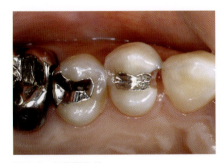

図2-3　象牙質う蝕

表2-1　問題点のリスト

| 主　訴 | 右上の歯が冷たいものにしみる |
|---|---|
| 問題点のリスト | M1　4|に象牙質う蝕（一部性歯髄炎が疑われる）<br>M2　カリエスリスクが高い<br>P1　審美性の考慮が必要である<br>S1　学生 |
| 治療計画 | IPC（暫間的間接覆髄）<br>予後（数か月後）が良好であればCRインレー修復<br>口腔衛生指導<br>　プラークコントロール |

メリットが多くお勧めします．治療費は保険で賄えるようにできます．

　もうひとつ大事なことですが，口のなかはむし歯になりやすい状態です．むし歯にならないように予防する必要があります．その方法を一緒に考えて実行していきましょう．

### 2）症例2：くさび状欠損（図2-4，表2-2）

**患者への説明**

　右上の2番目の歯（側切歯）の歯ぐき（歯肉）に近いところが，歯磨きの影響でくさびのような形に摩耗しています．歯磨材の量が多く，歯ブラシの圧や動きが大きかったことが原因だと思われます．歯の表面はいろいろな刺激を遮断するエナメル質に覆われています．これが削られて，内側の象牙質が出てきますと，刺激が神経（歯髄）へ伝わって痛みが出ることがあります．歯磨きをするとき歯がしみるのは象牙質が出ているためです．

　治療法としては，①刺激を遮断あるいは痛みを軽くするためにレーザーの照射や，薬物を塗布する方法，②表層を少し削ってプラスチック（コンポジットレジン）かセメント（グラスアイオノマーセメント）をつめる方法，③歯はそのままで，正しい歯磨きを行うことがあげられます．

　①は歯肉に近いところが摩耗して凹んだままなので，食べ物が歯肉に強く当たり，歯肉を痛めることが考えられます．②は歯を少し削りますが，この材料は歯に接着するため，削る量はほんの少しです．しかも形が整いますので歯肉を痛めることも防げます．ただ，歯より少し軟らかいため少しずつ削れていくこともあり，また，変色も起こってきます．10年ぐらい経つと気になるぐらいになっているかもしれません．③は正しい方法で歯磨きをすることによりしみることはなくなるかもしれませんが，確実とはいえません．また，①と同じ問題を抱えています．

　どの治療法を選んだとしても正しい歯磨きを行っていただく必要があります．

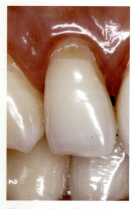

図2-4　くさび状欠損

表2-2　問題点のリスト

| 主　訴 | 歯磨きをするとき歯がしみる |
|---|---|
| 問題点のリスト | M1　2̲にくさび状欠損<br>M2　歯ブラシに歯磨剤を多量につけ，強い圧で横磨きをしている<br>P1　歯磨きの方法の指導を受けたことがない（咬合の異常は認められない） |
| 治療計画 | コンポジットレジン修復<br>歯磨き指導 |

### 3）症例3：変色歯（図2-5，表2-3）

**患者への説明**

　変色は表面だけでなく，歯のなかも同じようになっています．ただ，むし歯になっていませんし，歯の神経（歯髄）は正常です．

　自然な歯の色にするためには，①漂白する方法，②陶材（ポーセレン）で前面の見えている部分だけを覆う方法，③ポーセレンの代わりにコンポジットレジンを用いる方法，④自然な色の出せる材料で歯の全体をかぶせる方法があります．

　①には2つの方法があって，1つは漂白剤を歯の表面から作用させる方法で，診療室で行う方法と家庭で漂白剤をトレーに入れて歯に毎日2時間程度装着して行う方法（写真などで示す）とがあります．着色が強く帯状になっているため，いずれも効果は不確実です．効果についてはやってみなければわかりません．もうひとつは神経をとって歯のなかから漂白する方法で，効果は確実ですが神経をとることによる歯のダメージを考えるとお勧めできません．

　②は歯の前面のエナメル質部分を削って，その歯に合わせてつくったポーセレンを貼りつける方法で，歯へのダメージはほとんどなく，もし失敗（剝がれたり，部分的に破折する）したとしても，また同じ方法を含めて再治療可能です．欠点といえば保険がきかないことです．

　③は治療期間が短くてすみますが，ポーセレンに比べて自然な色を出すのが非常にむずかしく，また，将来的には色が変わってくることがあります．

　④は歯の削る量が多く，歯へのダメージは避けられません．

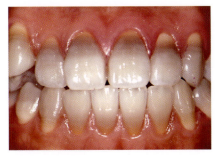

図2-5　歯の変色

表2-3　問題点のリスト

| 主　訴 | 歯が変色していて口を開けるのがいやだ |
|---|---|
| 問題点のリスト | M1　全歯（おもに3+3）の歯頸側に帯状の変色<br>M2　生活歯（歯髄の保存が必要）<br>P1　審美障害を主訴としている |
| 治療計画 | ポーセレンラミネートベニア修復 |

# B 基本手技編

# 3 - 切削法

学習の
ポイント

1. う窩の開拡に必要な技術を習得する
2. う蝕病巣部の鑑別と除去法を習得する
3. 各種修復物の除去法を習得する
4. 非回転式切削器具などによる歯質削除法を理解する

## 1 - う窩の開拡 (図3-1A〜C)

①エアタービンにダイヤモンドポイントやタングステンカーバイドバーを装着し，遊離エナメル質を切削し，罹患象牙質除去のためのう窩の入口を広げる処置を行う．

②エアタービンによる高速切削では冷却水による切削摩擦熱防止，適切な切削圧，タービンヘッドの適切なコントロールが必要で，固定点は必ず，切削部位と同顎の歯か硬固粘膜部に求める．

## 2 - 罹患象牙質の除去

①著しく軟化したう蝕象牙質や強く着色した象牙質はまず，スプーンエキスカベータなどで除去する（図3-1D）．

②う蝕検知液を滴下し，所定時間（約10秒）後に水洗する（図3-1E，F）．

③赤染した罹患象牙質の除去は病巣の大きさに合わせて，マイクロモータに球形（#2〜5）スチールバーを装着して低速回転で，染色部の除去を行う（図3-1G，H）．

④染色される象牙質がなくなるまで②と③の操作を繰り返し行う．

⑤罹患象牙質の除去が完了したら，修復方法に適した窩洞形成を行う．

## 3 - 既存修復物の除去

### 1) メタルインレー修復の除去

①金属除去用バーによる方法（図3-2）：カーバイドバーは切削除去中に弾かれたり，破折したりすることがあるので注意を要する．除去時は修復物のみを除去し，健全な歯質を傷つけないように注意する．除去する修復物を歯質との境界より一層残す気持ちで削除する．

3 切削法 **43**

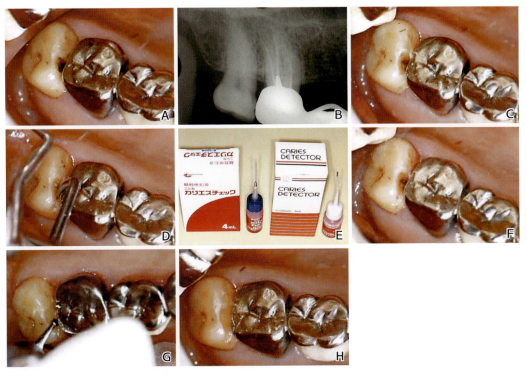

**図3-1 う窩の開拡と罹患象牙質の除去**
A．う窩の開拡前　B．う窩の開拡前のエックス線写真　C．う窩の開拡後　D．エキスカベータによる罹患象牙質除去　E．う蝕検知液　F．染色された罹患象牙質　G．ラウンドバーによる罹患象牙質除去　H．罹患象牙質除去後

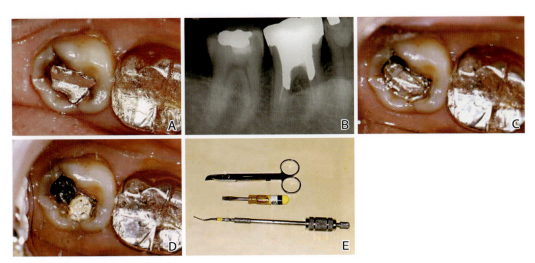

**図3-2 メタルインレー修復の除去**
A．インレー修復　B．エックス線写真　C．カーバイドバーによるインレー辺縁の切削　D．インレー除去後の窩洞内部　E．撤去用器具：インレーリムーバー，クラウンスリッターなど

Web動画参照

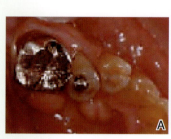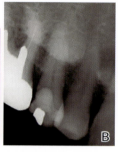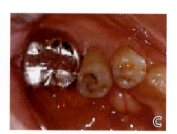

図3-3　アマルガム修復の除去
A．旧修復物　B．エックス線写真　C．除去後

②超音波装置による方法：インレー体辺縁と歯質との間に，う蝕や破折などにより間隙があれば，そこに超音波装置のチップ先端を作用させる．
③撤去用器具（リムーバーやスリッター）による方法：インレー辺縁を切削して，撤去用器具をインレー辺縁に引っかけて除去することもある．しかし，無理な力を加えると歯が破折し，患者に苦痛を与えることとなるため，過度の力は絶対に加えてはならない．撤去用器具と歯との固定を確実にし，除去されたインレー体を誤飲させないように注意する．

### 2）アマルガム修復の除去（図3-3）

カーバイドバーやダイヤモンドポイントにより切削除去を行う．バーやポイントの選択は窩洞の種類，大きさなどを考慮する．除去時は修復物のみを除去し，健全な歯質を傷つけないように注意する．除去する修復物を歯質との境界より一層残す気持ちで削除する．

### 3）コンポジットレジン修復の除去（図3-4）

ダイヤモンドポイントやカーバイドバーにより切削除去を行う．ポイントやバーの選択は窩洞の種類，大きさなどを考慮する．除去時は修復物のみを除去し，健全な歯質を傷つけないように注意する．除去する修復物を歯質との境界より一層残す気持ちで削除する．

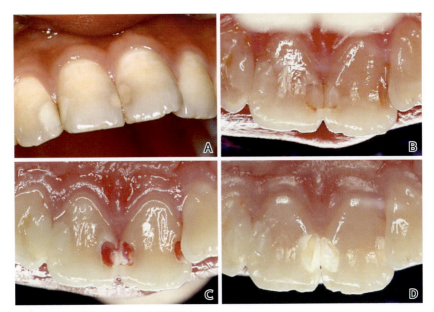

**図 3-4 コンポジットレジン修復の除去**
A,B．旧修復物
C．う蝕検知液による罹患象牙質の染色
D．除去後

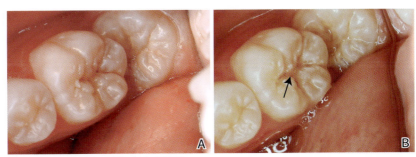

**図 3-5 Er：YAG レーザーによる切削**
A．切削前　B．切削後

## 4- その他の切削法

### 1) レーザー（図3-5）

Er：YAG レーザーが用いられる．レーザーによる歯質の切削効率にはレーザーの波長が大きく影響する．回転切削に比べて，振動，騒音，疼痛が少ない特徴をもっている．

### 2) エアブレーシブ（噴射切削）（図3-6）

直径 27～50μm 程度のアルミナの粉末を圧搾空気により吹きつけて，切削する．噴射する粒子の径，噴射圧，噴射角度などによって切削の効率は変化する．回転切

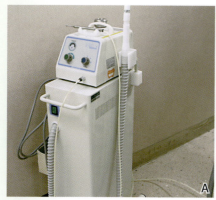
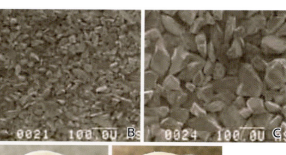
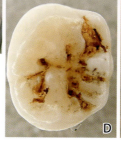
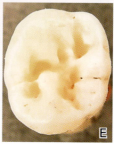

図3-6　エアブレーシブ
A．エアブレーションシステム
B，C．アルミナ粉末（27μmと50μm）
D，E．エアブレーシブによる切削前後

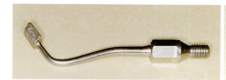
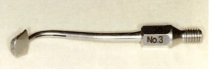

図3-7　隣接面用の音波切削チップ

削に比べて，振動，発熱，騒音，疼痛が少ない特徴をもっているが，噴射した微粉末は専用装置で回収しなければならない．

### 3）音波切削（図3-7）

　チップ先端にダイヤモンド粒子がコーティングされた各種形態，サイズの切削器具を音波振動させ，切削する．ダイヤモンドコーティングされていない部分は歯面に触れても切削されないので，歯間部の切削では，隣接歯を切削する危険がない．

### 4）化学的溶解（薬液溶解）（図3-8）

　高速回転切削でう窩の開拡を行った後，0.5％次亜塩素酸ナトリウムと3種類のアミノ酸（グルタミン酸, ロイシン, リジン）を使用直前に混合して使用するゼリー状の薬液を用いる．20～30秒間，貼付し，専用の手用器具で除去する．薬液を追加，交換し，薬液が濁らなくなるまで続ける．

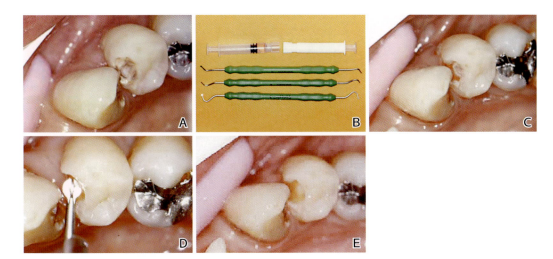

**図 3-8 化学的溶解（薬液溶解）**
A．う窩の開拡　B．専用の手用器具と薬液　C．薬液の貼付後　D．専用の手用器具で除去　E．除去後

# 4 – 麻酔法

1. 局所麻酔法を習得する
2. 局所麻酔の効果を理解する
3. 局所麻酔の副作用を理解し，対処する

## 1 – 保存治療で用いられる局所麻酔法

### 1）表面麻酔

　粘膜面に麻酔薬を数分間貼付する．麻酔薬は2％リドカインなどが用いられ，剤型は溶液，軟膏，ゼリーなどがある．

　注射器刺入時，歯肉排除時，歯石除去時の痛みの緩和，印象採得やエックス線写真撮影時の嘔吐反射の軽減などに適用する．

### 2）浸潤麻酔

　患歯の周囲に注射器を用いて麻酔薬を浸潤させる．

　麻酔薬はアドレナリン添加2％リドカイン，フェリプレシン添加3％プロピトカイン，3％メピバカインなどがある．

　上顎の歯，下顎の前小臼歯は通常の浸潤麻酔で奏功する．下顎の大臼歯は骨質が緻密であるため，歯根膜内浸潤麻酔や伝達麻酔が選択される．

　痛みや不快症状がもっとも少ないのが根尖相当部の傍骨膜への浸潤麻酔である．唇（頬）粘膜を引っ張って緊張させ，注射針の先端を患歯の歯軸方向の歯肉頬移行部に置き，緊張させた粘膜をすばやくもとへ戻して刺入し，麻酔薬をゆっくり（1滴／秒）注入する（図4-1）．1歯に対し，麻酔薬は1.0m$l$程度で奏功する．効果が弱い場合は骨膜まで針を刺入させ注入（骨膜下浸潤麻酔）する．

### 3）伝達麻酔

　下顎の大臼歯部の治療を行う際に，下顎孔伝達麻酔が用いられる．

　直達法と三進法があり，直達法が一般的である．内斜線と外斜線の間の凹に指（第2指）を置き，指の先端から2mm（内斜線の内側2mm）で指幅の約2/3の位置（下顎咬合平面から約10mm）が刺入点である．注射筒を咬合平面に平行に反対側の下顎第一小臼歯に乗せ（位置させ），針を刺入点に進める．刺入後はそのままの方向で直進させ，骨に当たるまで刺入する（約20mm）．吸引テストの後，麻酔薬をゆっくり注入する．麻酔薬は1.0m$l$程度で奏功する（図4-2）．

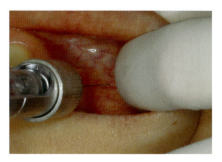
図4-1 根尖相当部への浸潤麻酔

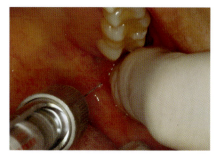
図4-2 下顎孔伝達麻酔（直達法）

表4-1 問診時に注意すべき疾患

1. 全身的偶発症を起こしやすい疾患
   1）循環器系疾患
   2）代謝内分泌系疾患
   3）呼吸器系疾患
   4）精神神経系疾患
2. 局所麻酔薬によるアレルギーと血管収縮剤の過敏症

表4-2 麻酔注射の疼痛軽減法

1. 注射針は鋭利なものを使用する
2. 局所麻酔薬を少し暖めて使用する
3. 刺入点に表面麻酔を施す
4. 粘膜を緊張させて刺入する
5. ゆっくりと薬液を注入する

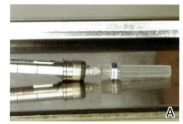 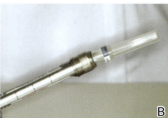 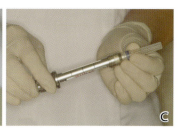

図4-3 リキャップ
A．トレー上のキャップに注射針を挿入　B．キャップのすくい上げ　C．キャップの押し込み

## 2- 局所麻酔の医療安全

### 1）麻酔時の副作用

　　局所麻酔時のショックの多くは神経性ショックで血圧下降，脈拍数が減少して，いわゆる脳貧血や失神をもたらす．通常は数分位で回復するが，基礎疾患（**表4-1**）がある場合には，不可逆性のショックに移行する場合もある．その他，過敏症を呈するものや，まれにアナフィラキシーショックを起こすことも報告されている．

　　十分な問診と患者の安静，痛くない麻酔法（**表4-2**）を行うことが必要である．

### 2）針刺し事故防止

　　歯科臨床でも針刺し事故が多発しており，十分な注意が必要である．使用した注射針にキャップをせずに放置したり廃棄するという初歩的なミスから，リキャップ時に注射針で指を刺してしまうという事故も後をたたない．

　　リキャップはキャップをトレーの上に置き，注射筒を持って針をキャップのなかに挿入して持ち上げ，その後キャップを持って押してはめ込む（**図4-3**）．

# 5 - 修復のための補助的手技

**学習のポイント**
1. 修復操作の準備としての補助的手技について理解する
2. 口腔という狭小な術野を快適なものとする手技を習得する
3. 術野隔離法，防湿法，歯肉排除法，隔壁法および歯間分離法を習得する

## 1 - 術野隔離法（フィールドコントロール）

### 1）特 徴
う蝕治療においては，罹患象牙質除去後の歯面が汚染されず清潔に保たれることが必須である．さらに，接着修復では非常に繊細な治療が求められることから，過酷な口腔内環境のなかで患歯に集中し治療ができるよう術野の隔離が大切になる．この術野隔離（フィールドコントロール）にはラバーダムがある．

### 適応症
基本的に，修復治療ではラバーダムによる術野隔離は必須である．前歯部ではラバーダムなしで治療可能な症例もあるが，臼歯部においては舌や頰粘膜など軟組織の保護や防湿のためにラバーダムを行う．とくに，接着修復治療では全症例においてラバーダムが必須であると考えてもよい．

### 禁 忌
ラバーダムに用いるラバーシートはラテックス製品が多い．ラテックスアレルギーの患者には，ノンラテックス製品を使用する．

### 利 点
ラバーダムは，治療中に軟組織の保護と唾液のコントロールを行うことができ，さらに患歯および患部に集中できる環境を得られることから，安全で高品質な治療を提供できる．

### 欠 点
ラバーダムは100年以上前に考案された手法であるが，術者の技術と「慣れ」が問われることから，一般的にあまり行われていない．接着修復においては，必ず習得しなければならない技術である．

### 分 類
術野隔離には，ラバーダムによる方法のほか，コットンロールを用いる簡易法（簡易防湿）がある．おもに唾液の排除などを目的に行われる．

### 2）手 順
(1) ラバーダム
①クランプの選択（試適）
②ラバーシートに穴を開ける
③クランプをラバーシートに装着
④クランプフォーセップスで把持しながら目的歯にクランプを装着
⑤隔離（防湿）の確認（ウイングからラバーシートを外す）
⑥ラバーシートをまとめる
⑦患歯の隔離を再度確認する

(2) 簡易法（簡易防湿）
①コットンロールを舌側および頰側に置く
②必要に応じてクランプで保持する

Web動画参照

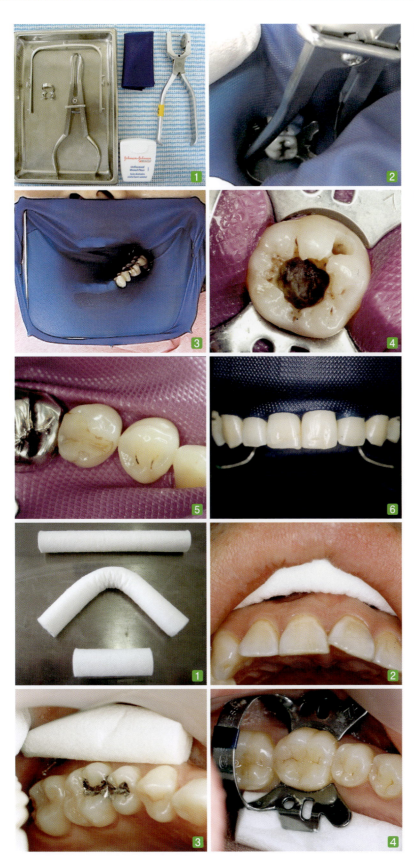

## 基本術式

### 1　ラバーダム

❶器具・器材．クランプ，ラバーシート，クランプフォーセップス，ラバーダムパンチ，ヤングのフレーム，デンタルフロス

❷フォーセップスでクランプを広げ，歯肉を挟まないように注意し患歯に装着

❸ラバーシートの端を整理する

❹1歯隔離例．1級修復では，患歯にクランプを装着し1歯のみ隔離する

❺4歯隔離例．隣接面を含む修復では，必ず両隣在歯を含む多数歯隔離を行う

❻8歯隔離例．上顎前歯部の修復では，両小臼歯にクランプを装着し，8歯を露出させる

### 2　簡易法（簡易防湿法）

❶器材．コットンロールなどの吸収材

❷このロールは，中心部に形状記憶性の軸が埋入されている．両端を曲げ口腔前庭に挿入

❸コットンロール上顎使用例

❹クランプ併用によるコットンロール下顎使用例．舌によるコットンロールの移動を防ぐため，クランプを装着

## 2- 歯肉排除法

### 1）特　徴

歯肉縁周囲あるいは歯肉縁下におよぶ硬組織疾患が存在する場合，歯肉が妨げになり欠損状態や範囲などを正確に知ることが困難になる．また，印象採得や修復治療などにおいても，歯肉縁あるいは歯肉縁下に処置が及ぶ場合には歯肉が妨げになり正確な操作が困難である．歯肉排除法は，歯肉縁周囲あるいは歯肉縁下の診断あるいは治療において，歯肉を機械的に排除することにより，診断・治療を容易にする方法である．

### 適応症

歯肉に接する，あるいは歯肉縁下に及ぶ硬組織疾患の検査．また，歯肉に接する，あるいは歯肉縁下に及ぶ窩洞形成，印象採得が適応となる．

### 禁　忌

歯肉排除法の一つとして歯肉排除用綿糸（コード）を用いる方法があるが，綿糸に収斂剤（塩化亜鉛など）や血管収縮剤（エピネフリンなど）を染み込ませた製品があり，これらの薬剤に過敏な患者には禁忌である．また，高周波電気メスによる歯肉の外科的切除法があるが，心臓ペースメーカ装着患者には，禁忌である．

### 利　点

歯肉を排除することで，歯肉縁下の歯面が検査できる．歯肉排除により歯肉縁下までの形成が可能になり，また歯肉縁下の正確な印象採得もできる．その他，歯肉溝からの滲出液や出血を防ぐことも可能である．

### 欠　点

過度な力による排除用コード挿入は，歯周組織の損傷を引き起こす．また外科的切除法による歯肉の排除により歯肉退縮を起こすことがある．

### 分　類

**（1）即時排除法**

①歯肉排除用綿糸（＋収斂剤，血管収縮剤）

②くさび

③クランプ

④ガムリトラクター

**（2）緩徐排除法**

①ストッピング

②暫間インレーまたはクラウン

**（3）外科的切除法**

①外科用メス

②高周波電気メス

③レーザー

### 2）手　順

**歯肉排除用綿糸**

①術野の隔離（簡易防湿法など）

②感染歯質除去，または窩洞形成・支台歯形成

③患歯の歯肉の乾燥

④（必要に応じ表面麻酔）

⑤綿糸の選択（太さ）

⑥綿糸の切断（排除部位より少し長め）

⑦綿糸挿入専用器具あるいは成形充塡器などで，上皮付着部を破壊しないように綿糸を歯肉溝に挿入

⑧（歯肉溝が深い場合，綿糸の追加）

⑨数分間放置

⑩綿糸除去（状況に応じて除去しない場合もある）

⑪再形成，印象採得または修復操作

📲 Web 動画参照

## 基本術式

### 1 歯肉排除用綿糸

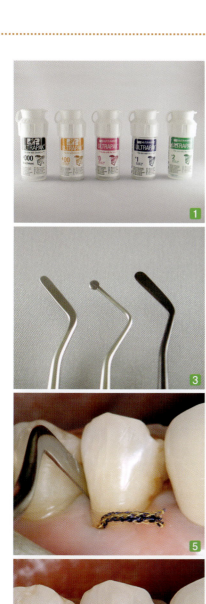

1 歯肉排除用綿糸
2 歯肉排除用綿糸（左から，細→太，#000，#00，#0，#1，#2）

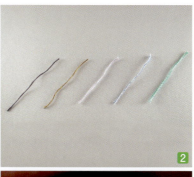

3 歯肉排除用綿糸挿入に使用される器具
4 綿糸挿入前

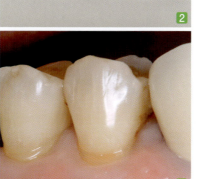

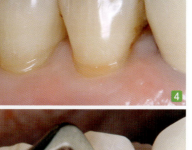

5，6 綿糸挿入．歯周組織を損傷しないよう注意しながら挿入する

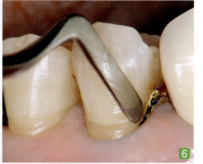

7 綿糸挿入後．歯肉側の歯質マージンが明示されている

### 2 クランプ

1 歯肉排除用クランプ（#212SA）

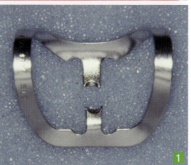

2 クランプによる歯肉排除
3 高周波電気メス．歯肉が著しく増殖している場合に有効である．楕円形チップを用い，増殖している歯肉を切除する

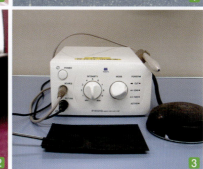

# 3- 隔壁法

## 1）特　徴

　前歯や臼歯の隣接面を含む欠損を直接修復する場合には，窩洞を単純化させ四壁性として塡塞することにより緊密な修復ができる．また，隣接面などの形態付与も容易である．現在，直接修復にはコンポジットレジンが多く用いられ，隣接歯とコンポジットレジンが接着しないようにするためにも隔壁は必須である．同時に，隣接面を含む修復では，接触点の回復も重要であり，隔壁とともに歯間分離も必要である．

　隔壁には，一般的にメタル製あるいはポリエステル製のマトリックスが用いられる．また，これらのマトリックスを保持するため，トッフルマイヤー型リテーナーが用いられてきたが，近年ではマトリックスの保持と歯間分離を兼ねたセクショナルリングによる隔壁法もよく行われる．また，特殊なものとして歯頸部修復用のマトリックスもある．

### 適応症

　適応症は，前歯および臼歯の隣接面を含んだ直接修復のすべて．

### 分　類

　ステンレススチール製およびポリエステル製のマトリックスを用いた隔壁がある．また，それぞれのマトリックスを保持する方法にはいくつかある．

## 2）使用する器具・器材

### (1) マトリックスの例

　①メタルマトリックス
　　・マトリックスバンド
　②プラスチックマトリックス
　　・ストリップロール
　　・ストップストリップス
　　・コンツァーストリップス

### (2) リテーナーの例

　①トッフルマイヤー型リテーナー
　②セクショナルマトリックスシステム
　　・コンタクトマトリックスシステム
　　・パロデントシステム
　　・アダプトセクショナルマトリックス
　　・コンポジタイト 3D システム
　　・V-リングシステム

### (3) ウェッジ（くさび）

　①木製ウェッジ
　②プラスチックウェッジ

## 3）手　順

### (1) マトリックスバンドとトッフルマイヤー型リテーナー

　①マトリックスバンドをトッフルマイヤー型リテーナーに装着
　②リテーナーが頬側にくるようにして患歯に装着後，リテーナーのネジを締め，バンドを歯に密着させる
　③ 歯肉側歯頸部にバンドを密着させるためにウェッジを挿入

### (2) セクショナルマトリックス

　①マトリックスを隣接面に挿入する
　②歯肉側歯頸部にマトリックスを密着させるためにウェッジを挿入する
　③セクショナルリングを歯間部に装着しマトリックスの保持と歯間分離を行う

・歯肉側マージン部分に隙間があると，修復物などが溢出し硬化後の形態修正が困難になることから，歯肉側マージン部分のマトリックスの密着を確認する

Web 動画参照

5 修復のための補助的手技　55

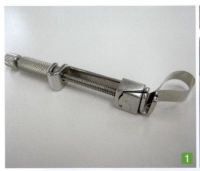
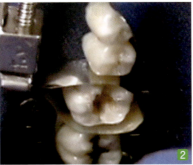
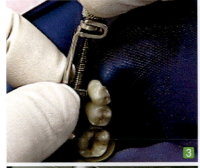
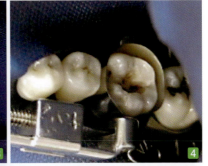
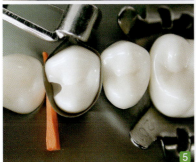
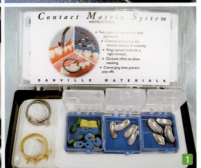
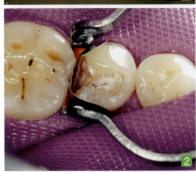
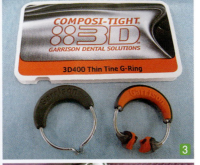
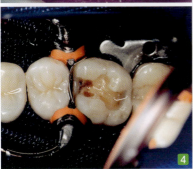
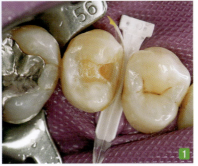

## 基本術式

### 1　マトリックスバンドとトッフルマイヤー型リテーナー

1 マトリックスバンドをトッフルマイヤー型リテーナーに装着
2 リテーナーが頬側になるように修復歯に装着
3 リテーナーを保持しながらネジを締めバンドを歯に密着させる
4 隣接面のバンドの形態をエキスカなどで調整
5 マージン部分に隙間がある場合には，ウェッジを挿入し密着させる

### 2　セクショナルマトリックス使用例

1 コンタクトマトリックスシステム
2 コンタクトマトリックスシステム装着例
3 コンポジタイト3Dシステム
4 コンポジタイト3Dシステム装着例

### 3　マトリックスとウェッジ使用例

1 セクショナルマトリックスとルーシーウェッジ装着例

# 4- 歯間分離法

## 1）特　徴

　一般に，隣接歯間は明視できないため，隣接面に発生した硬組織疾患の検査やその修復操作は困難である．歯間分離法は，隣接歯間を一時的に分離して，これらの操作を的確に行うための方法である．

### 適応症

　硬組織疾患が疑われる隣接面の検査，その修復が適応となる．

### 禁　忌

　歯周病の著しい歯などは，禁忌となる．

### 利　点

　歯間分離することで，隣接面の検査が容易にできる．また修復においては，隣接面の窩洞形成，塡塞，仕上げ・研磨が正確かつ容易になる．さらに接触点の回復を確実にする．その他，隣接面部の欠損によって短縮した歯間距離の回復や，隔壁などの装着も容易にする．

### 欠　点

　過度の歯間分離は，歯および歯周組織の損傷を引き起こす．また歯間分離時には，疼痛を伴うこともある．また修復操作時にセパレーター自体が邪魔になることがある．

### 分　類

(1) 即時分離法

①セパレーター
- アイボリーのシンプルセパレーター（前歯部，くさび分離型）
- エリオットのセパレーター（前歯部・臼歯部，くさび分離型）
- フェリアーのセパレーター（前歯部・臼歯部，牽引型）

②くさび
- 木　製
- プラスチック製

(2) 緩徐分離法
- 弾性ゴム
- ストッピング
- 結紮線（0.4 〜 0.5 mm）
- 木　片
- デンタルフロスと綿花

## 2）手　順

セパレーター

①セパレーターのくさび部分を隣接面歯頸部に設置する．

②ネジを徐々に回し，歯間を分離する（0.5 mm以内）．

5 修復のための補助的手技 **57**

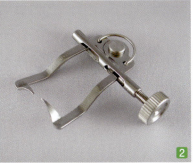
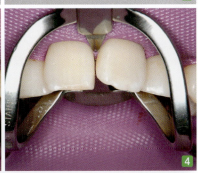
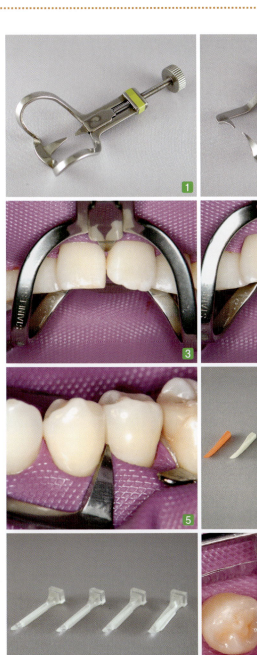
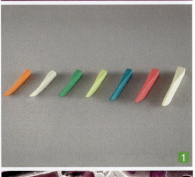
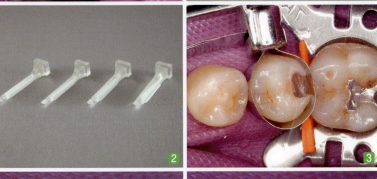
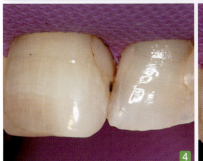
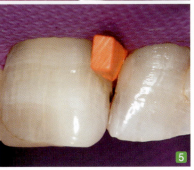

## 基本術式

### 1 セパレーター

**1** アイボリーのシンプルセパレーター（前歯部用）

**2** エリオットのセパレーター（前・臼歯部用）

**3** シンプルセパレーターをセットし，ネジを徐々に回す

**4** 歯間が分離されている．分離は 0.5 mm 以内が望ましい（分離しすぎないよう注意する）

**5** エリオットのセパレーターによる歯間分離．セパレーターをセットし，ネジを徐々に回す

### 2 くさびの応用

**1** 木製くさび

**2** プラスチック製くさび

**3** 2級コンポジットレジン修復時のくさびによる歯間分離およびマトリックスの圧接（修復後の接触点間隙の補正）

**4** 歯間分離前

**5** 歯間分離後．くさびにより歯間が分離され，隣接面う蝕が明示されている．器材も到達しやすくなる

# 6 - う蝕・う窩の取り扱い

**学習のポイント**

1. 非侵襲的治療を理解する
2. 罹患歯質の取り扱いの手技を理解する
3. 直接覆髄法，間接覆髄法，IPC，抗菌薬療法の適応，目的について理解する
4. ライニングとベースの適応，目的について理解する
5. レジンコーティングの意義について理解する

## 1 - 非侵襲的治療

典型的な MI (minimal intervention) の概念に則った切削を伴わない CO (caries observation)，エナメル質初期変化への対応である．

### 1）管理のプロセス（図6-1）

CO と臨床診断されるエナメル質の白斑・褐色斑に代表されるエナメル質の初期変化は，適切な予防・管理によって脱灰歯質の再石灰化現象によって回復が可能である．う蝕は発症・経過に個人差が強いため，個人のリスク評価を適切に行ったうえで，個人対応の予防プログラムに沿った対応（切削・修復処置を意味しない）を進めていくことが重要である．患者のリスクの評価にもとづく指導・管理を「プロセスに対する処置」とよぶ．

### 2）カリエスリスク

カリエスリスクに関する問診（表6-1）と並行して，唾液および細菌学的リスクの検査を実施する（表6-2）．次回来院時，患者の問題点を数値，程度として定量的に提示し説明が可能である．このことは，今後の治療に対する患者の協力・同意

表6-1 質問表

- 歯みがき指導を受けた経験
- 歯みがき回数と時間
- 補助清掃具使用
- 飲食回数
- 間食内容
- フッ化物使用

表6-2 検査項目

- う蝕原因菌：*mutans streptococci* 数，*lactobacilli* 数，プラーク蓄積量
- 砂糖の摂取量：1日の飲食回数（間食を含む），嗜好品
- 宿主（全身的，局所的）の抵抗性：唾液分泌量，粘稠性，緩衝能，う蝕の既往（DMFT 指数），フッ化物使用の有無

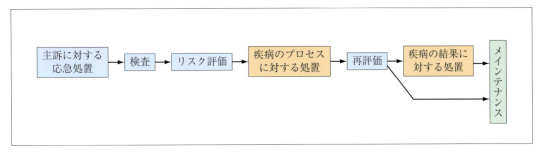

図6-1　管理のプログラム

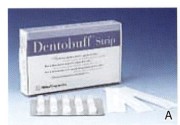 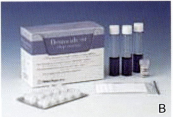 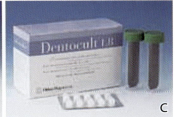

図6-2
A．唾液の緩衝能検査器材
B．唾液中のミュータンスレンサ球菌数簡易測定キット
C．唾液中の乳酸桿菌数簡易測定キット

表6-3　カリエスリスク調査票

| 調査項目 | リスクなし | 低リスク | リスクあり | 高リスク |
|---|---|---|---|---|
| プラーク量 | 0 | 1 | 2 | 3 |
| *mutans streptococci* 量 | 0 | 10 | 50 | ＞100万 |
| *lactobacilli* 量 | 1,000 | 1万 | 10万 | ＞100万 |
| 唾液量 | 多い | 普通 | 普通 | 少ない |
| 唾液緩衝能 | 高い | 中等度 | 中等度 | 低い |
| 唾液性状 | サラサラ | 普通 | 普通 | ネバネバ |
| DMFT指数 | 0 | 2 | 4 | ＞6 |
| 飲食回数 | 3 | 4 | 5 | ＞6 |
| 歯みがき回数 | ＞3 | 1〜2 | 1〜2 | 0 |
| 補助清掃用具 | あり | 時々あり | 時々あり | なし |
| フッ化物使用 | あり | 時々あり | 時々あり | なし |

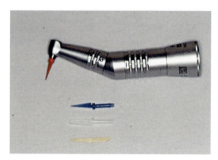

図6-3 PMTC用プロフィンシステム．専用ハンドピース，ラミニアチップ

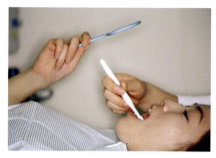

図6-4 プラーク除去指導中（患者が付着部を確認）

を得やすい．問診と測定結果から，患者のカリエスリスクを表のように分類し，定期的に検査してう蝕発症プロセスに対応する（**表6-3**）．

## 3）PTC

歯面のプラークを専門的・機械的に除去して歯面を清掃することを professional tooth cleaning（PTC），または professional mechanical tooth cleaning（PMTC）という．具体的な PTC として，ハンドブラッシング，歯間部のフロス，専用のハンドピースに付けたチップの使用，ロビンソンブラシ，ラバーカップによる歯面研磨という流れで実施する（**図6-3, 4**）．

## 4）再石灰化療法

### (1) pHの改善

もっとも簡便な方法は食後の水道水による「ぶくぶく」うがいである．また，フッ化物による洗口，プロフェッショナルケアとしてシリンジを使った消毒薬による洗浄があげられる．生理的および病的な唾液分泌の減弱した高齢者に対しては，人工唾液の処方は有益である．

### (2) Ca, Pの供給

生理的な状態において唾液の Ca, P イオン濃度は，エナメル質に対して過飽和である．したがって，分泌量が不足する以外においてはイオンの補給は必要ない．洗口などで一般化しているフッ化物の局所応用には，脱灰抑制と再石灰化促進効果がある．白斑，褐色斑は定期的な管理によって自然修復される（**図6-5, 6**）．さらに，積極的に再石灰化を促進させる目的で，種々のリン酸カルシウム（リン酸一水素カルシウム，リン酸オリゴ糖カルシウムあるいは CPP-ACP）が添加されたチューインガムの利用は簡便な方法である．

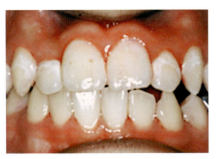
図6-5 白斑・褐色斑をもつ11歳男児の前歯

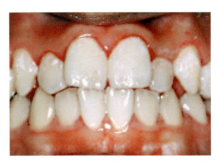
図6-6 1年6か月後（定期管理による改善）

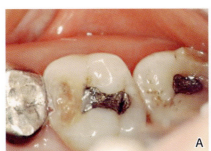
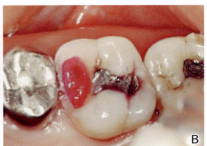
図6-7 う蝕検知液による罹患象牙質の染色
A．染色前　B．染色後

## 2- う窩の罹患象牙質の取り扱い

象牙質へ到達したう蝕への対応は，従来どおり罹患象牙質の除去と修復処置が基本となる．しかし，接着修復を応用してMIにもとづく最小の侵襲による修復処置が可能である．

### 1）基本術式

**(1) う窩の開拡**

象牙質に達したう蝕の拡がりをみるため，健全な象牙質の裏打ちを失ったエナメル質を取り除く操作をう窩の開拡とよぶ．

**(2) 罹患象牙質の除去**

罹患象牙質を鑑別するう蝕検知液を併用しながら，ラウンドバーやスプーンエキスカベータを用いて罹患象牙質の除去を進める（図6-7）．

次亜塩素酸ナトリウム系のう蝕除去液を併用する化学-機械的う蝕除去システムは，無痛的に罹患象牙質のみを選択除去する．

Web動画参照

## 3- 歯髄・象牙質の保護

### 1）覆髄法と裏層法の種類(図6-8, 9)
(1) 覆髄法
- ①直接覆髄法
- ②間接覆髄法
- ③歯髄温存療法(暫間的間接覆髄法, IPC)
- ④抗菌薬療法

(2) 裏層法
- ①ライニング
- ②ベース
- ③レジンコーティング

### 2）歯髄・象牙質の各種保護法

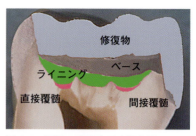

図6-8 覆髄, 裏層を示す概念図

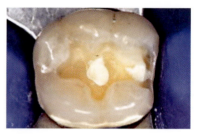

図6-9 カルボキシレートセメントによるベース

| 覆髄法・裏層法 | 適応 | 目的 | 特徴 |
|---|---|---|---|
| 直接覆髄法 | ・偶発的に露出した歯髄<br>・歯髄に感染はない | ・露出した歯髄組織の保護<br>・新生被蓋硬組織の形成誘導 | ・感染象牙質の徹底除去<br>・1回の処置, 1か月経過観察<br>・覆髄前処置としてケミカルサージェリーが必須<br>・覆髄前に完全止血が必須 |
| 間接覆髄法 | ・深在性う蝕<br>・歯髄に感染はない<br>・健全象牙質（一層）残存 | ・う蝕影響象牙質の再石灰化<br>・修復象牙質の新生添加促進 | ・感染象牙質の徹底除去<br>・1回の処置, 1週間経過観察<br>・コンポジットレジン修復において基本的に不要である |
| 歯髄温存療法<br>暫間的間接覆髄法（IPC）<br>非侵襲性歯髄覆罩法（AIPC） | ・感染象牙質除去時に露髄の危険性が高い深在性う蝕<br>・歯髄は臨床的健康, または可逆性歯髄炎 | ・露髄を回避（間接覆髄）<br>・感染象牙質を意図的に残し, 患部の<br>「無菌化」<br>「再石灰化」<br>「修復象牙質の新生添加促進」 | ・感染象牙質を残置（浸潤麻酔は行わない）<br>・窩洞の辺縁は健全歯質<br>・感染象牙質の段階的除去<br>・2〜4回の処置, 3か月経過観察<br>・リエントリーが必要<br>・水酸化カルシウム製剤, タンニン・フッ化物合剤配合カルボキシレートセメントを用いる<br>・仮封はグラスアイオノマーセメントまたはコンポジットレジン |
| 抗菌薬療法 | ・感染象牙質除去時に露髄の危険性が高い深在性う蝕<br>・歯髄は臨床的健康, または可逆性歯髄炎 | ・間接覆髄と直接覆髄<br>・歯髄に近接した感染象牙質および限局した感染歯髄の無菌化（再石灰化と修復象牙質の新生添加促進は検証されていない） | ・感染象牙質の徹底除去（直接覆髄）, または感染象牙質を残置（間接覆髄）<br>・窩洞の辺縁は健全歯質<br>・1回の処置<br>・$\alpha$-TCP法, MP法（薬剤, 対象が異なる）<br>・3種薬剤の混合使用は厚生労働省の許認可が得られていない<br>・臨床的エビデンスが不足 |
| ライニング | ・中等度から深在性う蝕 | ・歯髄・象牙質複合体の保護（象牙質面の物理的封鎖による外来刺激遮断）<br>・レジンの重合収縮応力の緩和 | ・コンポジットレジン修復時にグラスアイオノマーセメント, レジン添加型グラスアイオノマーセメントをライニング材として用いる方法を「サンドイッチテクニック」という |
| レジンコーティング | ・接着性間接修復（インレー, クラウン） | ・歯髄・象牙質複合体の保護<br>・術後不快症状発現の防止<br>・修復物の内面適合性の向上<br>・辺縁封鎖性, 窩壁適合性の向上<br>・修復物の象牙質接着性向上 | ・ボンディングレジン, あるいはボンディングレジン＋フロアブルレジン（薄膜）を用いる |
| ベース | ・中等度から深在性う蝕<br>・窩壁が失われている | ・歯髄・象牙質複合体の保護<br>・覆髄部の保護, 補強<br>・窩壁の補償, 整理（間接法） | ・感染歯質除去により失われた窩壁を補償することである<br>・グラスアイオノマーセメントを用いる<br>・コンポジットレジンを用いることもある |

6 う蝕・う窩の取り扱い **63**

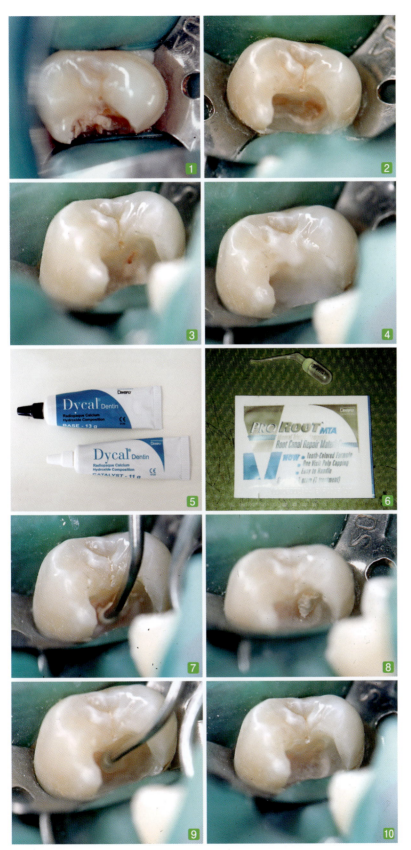

## 基本術式

### 1　直接覆髄

1 遠心隣接面う蝕，う窩の開拡後
2 罹患象牙質除去（う蝕検知液で確認）

3 さらに除去すると口蓋側髄角部にて露髄を確認
4 次亜塩素酸ナトリウムと過酸化水素水でケミカルサージェリーを行う

5 覆髄剤の1例（Dycal）
6 MTA（mineral trioxide aggregate）

7 裏層器により覆髄剤を貼付．歯髄に圧を加えないよう注意し，露髄部を完全に覆うようにする
8 覆髄剤貼付後

9 グラスアイオノマーセメントなどでライニングを行う
10 ライニングの終了

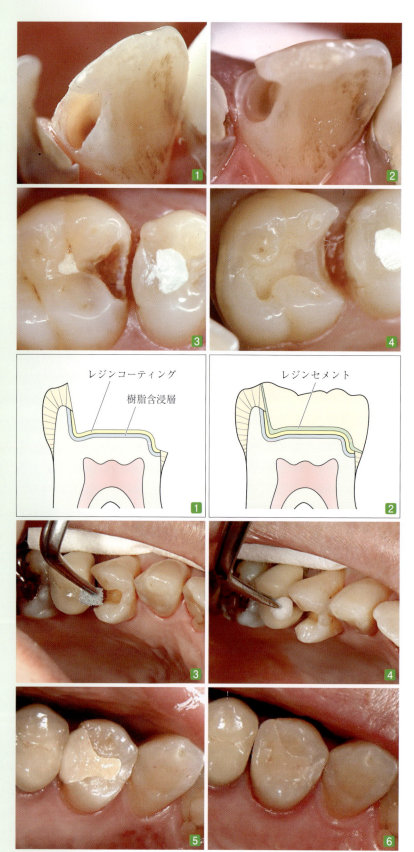

## 2 裏層
1. う窩の開拡を行い，罹患象牙質を除去した
2. 光硬化型グラスアイオノマーセメントにてライニングを行った
3. 術前（近心隣接面に見られるう蝕）（術前）
4. 罹患象牙質を除去してコンポジットレジンにてベースを行った

## 3 レジンコーティング法（レジンインレー修復に用いる場合）
1. レジンコーティング．ボンディングシステムにて形成面に樹脂含浸層とボンディング層を形成し，コーティングする（またはさらに低粘性レジンでコーティングすることもある）．この後，印象採得し，仮封する
2. 次回来院時レジンセメントによりインレーを接着
3. 窩洞形成後，レジンコーティング材を塗布し，光照射する
4. 未重合層の除去．表面の未重合層を，印象前にアルコール綿球でていねいに拭い取る
5. 暫間インレーを仮着セメントで仮着する
6. 次回来院時，レジンセメントでレジンインレーを接着する

## 4 非侵襲性歯髄覆罩（覆髄）（AIPC）

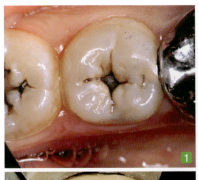
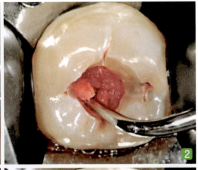

❶冷水痛を主訴としている
❷う窩の開拡後，低速ラウンドバーで大まかに罹患象牙質を除去し，う蝕検知液で染色しながらスプーンエキスカベータにて罹患象牙質を除去する

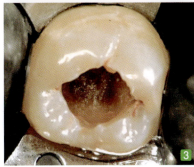
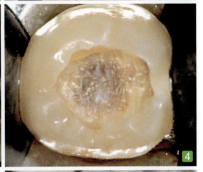

❸罹患象牙質は残存しているが，AIPCを行い，暫間修復した
❹約5か月経過後，仮封を除去し，再度罹患象牙質を除去した（象牙質は再石灰化し，硬化している）

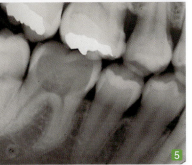

❺二次う蝕による修復物脱落と舌側咬頭の破折

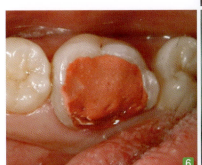
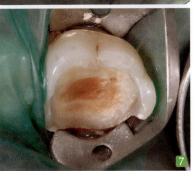

❻水酸化カルシウム製剤で覆髄後，グラスアイオノマーセメントにて仮封した
❼4か月後に仮封および覆髄剤を除去した

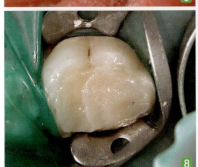
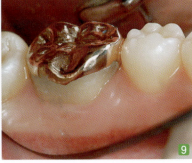

❽コンポジットレジンで支台築造した
❾金合金アンレーで修復した

# 7 – 歯科接着の基本

**学習のポイント**
1. 2ステップ型のセルフエッチングによる接着の手順を理解する
2. 1ステップ型のセルフエッチングによる接着の手順を理解する
3. 間接法における接着の手順を理解する

## 1 – 直接法修復の接着

### 1）特　徴
　直接法修復で使用する接着材は光重合型が中心であり，セルフエッチングプライマーとボンディングレジンとからなるもの，または1ステップ型のセルフエッチングによる接着材が普及している．被着歯面は唾液，血液，滲出液などにより汚染されていないことが前提となる．リン酸エッチングを用いる製品もあるが，使用されることは少ない．化学重合性を付与したデュアルキュア型の製品もある．

#### 適応症
　直接修復ではほとんどすべての症例が接着修復の適応である．

#### 禁　忌
　光照射ができないような症例および術野の防湿や汚染防止ができない症例では接着修復を適用できない．

#### 利　点
　歯質保存的なアプローチが可能であり，即日で審美的な修復を行うことができる．辺縁漏洩をなくす，あるいは減少させることができる．保持力が増加し，遊離エナメル質を補強することもできる．接着性能は間接法による接着よりも一般的に優れている．

#### 欠　点
　正しい使用法に習熟する必要がある．

#### 分　類
　セルフエッチングによる接着システム
　　1ステップ型と2ステップ型とがある
　リン酸エッチングによる接着システム
　　2ステップ型と3ステップ型とがある

### 2）手　順
　共通の基本的使用法として，以下の3点がある．
①製品により使用法の詳細が異なるので，使用説明書に忠実に従う．
②プライマー，1液型ボンドは歯面に十分な量を塗布し，エッチング効果を確実に得る．
③光照射器チップ先端を歯面に近接させて，十分な光量が照射できるよう心がける．

### 3）使用器材
①接着性レジン
②光照射器

7 歯科接着の基本 **67**

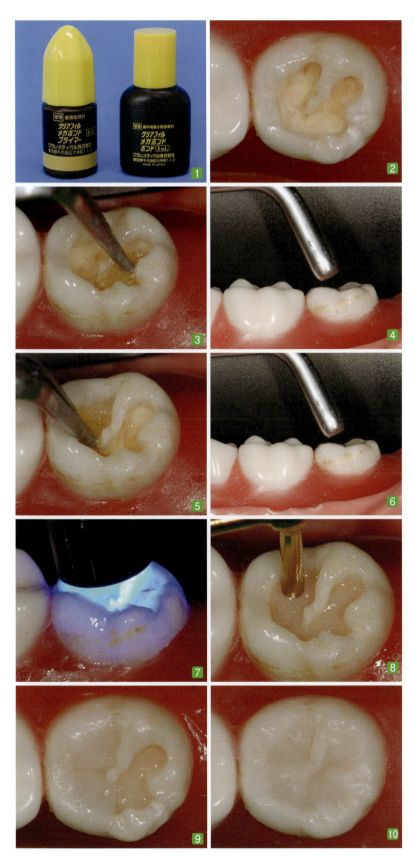

## 基本術式

### 1 2ステップ型接着システム「クリアフィルメガボンド」による接着

1. クリアフィルメガボンド
2. う蝕除去および窩洞形成終了．この後，簡易防湿またはラバーダムによる術野の確保を行う
3. セルフエッチングプライマーを窩洞全面に塗布する．処理時間の20秒の間に2～3度追加して，十分なプライマーを塗布する
4. 20秒経過後，エアーにて余剰のプライマーを除去する．歯肉など軟組織にはできるだけ付着しないような方向にエアーをあてる
5. ボンドを塗布する
6. 軽圧のエアーで薄層化し，窩壁前面にのばす．ボンドの液だまりは可及的になくす
7. 光照射を10秒間行う．深い窩洞では照射器のチップ先端と被接着面との距離が大きくなり光量が減少するので，照射時間を長めにする
8. コンポジットレジンを塡塞する．深い窩洞では窩底部や窩壁に先に接着させる．賦形後，光照射を行う
9. 積層塡塞，賦形，光照射を繰り返し，塡塞を終了する
10. 咬合調整，形態付与，仕上げ研磨により完了する

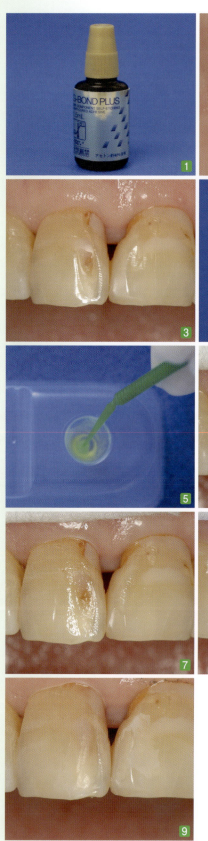
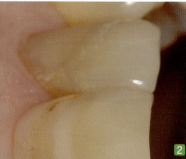
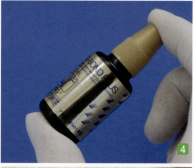
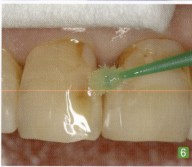
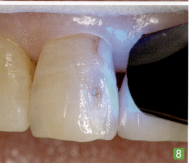
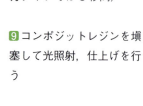

## 2　1ステップ型接着システム「Gボンドプラス」による接着

1 1液型ワンステップ接着材：Gボンドプラス
2 上顎右側中切歯の唇側面のコンポジットレジン再修復例，術前
3 コンポジットレジンとう蝕を除去する
4 Gボンドプラスのボトルを軽く数回振りボンドを攪拌する
5 1～2滴採取した後，揮発成分を含むので直ちに歯面に塗布する
6 歯面には十分な量を塗布し，10秒間歯面処理する
7 強い圧のエアーで揮発成分を除去するとともにボンドを薄層化する．本材料では表面が「すりガラス状」を呈する
8 十分な光照射を行う（通常10秒間の光照射，高出力タイプでは5秒間）
9 コンポジットレジンを塡塞して光照射，仕上げを行う

## 2－間接法修復の接着

### 1）特　徴

　間接法修復における接着はレジンセメントを使用する．光重合できない状況が多いので，化学重合型か，デュアルキュア型となっている．デュアルキュア型であっても光照射を行ったほうが，接着強さ，セメントの物性とも上昇する傾向にある．酸性の処理液で前処理を行う製品や，セルフエッチングプライマーやボンディング材を併用する製品がある．修復物内面に対する接着操作も別に行う必要がある．

#### 🔵 適応症
　すべての間接法修復に接着性レジンセメントは適用可能である．

#### ⚡ 禁　忌
　術野の防湿や汚染防止ができない症例では，接着修復を適用できない．

#### 🔧 利　点
　辺縁漏洩をなくす，あるいは減少させることができる．保持力が増加し，遊離エナメル質を補強することもできる．

#### ⛰ 欠　点
　正しい使用法に習熟する必要がある．被着面が仮封材料や暫間修復材料による影響を受けることがある．直接修復の接着に比較して接着強さは劣る傾向にある．

#### 🧩 分　類
　MMA をベースにする製品と Bis-GMA などの多官能モノマーをベースにするコンポジットレジン系のものとがある．重合方式では，化学（自家）重合型とデュアルキュア型とがある．

### 2）手　順

　各種製品により使用法は異なるので，製品に付属の使用説明書に忠実に従って使用する．
- ①修復物の試適，調整
- ②修復物内面の接着処理
- ③窩洞または支台歯の接着のための歯面処理
- ④窩洞内または支台歯，あるいは修復物内面にセメント塗布
- ⑤装　着
- ⑥余剰セメントの除去
- ⑦硬化を待つ，あるいは光照射により硬化させる
- ⑧咬合チェック，最終的な調整，確認

### 3）使用器具・器材
- ①接着性レジンセメント
- ②光照射器

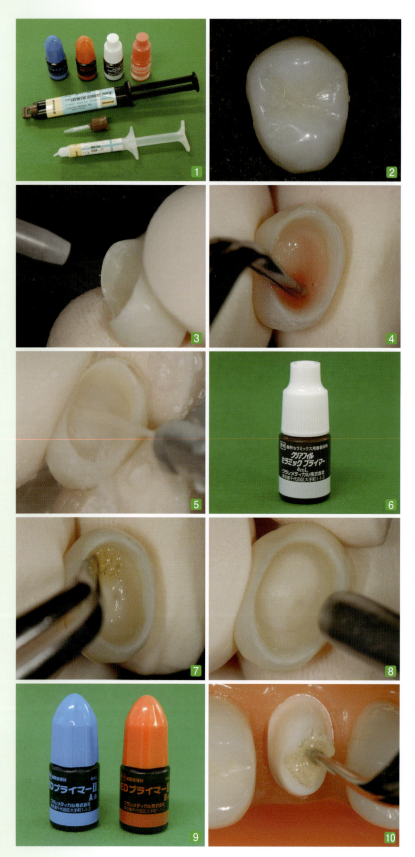

### 基本術式

デュアルキュア型レジンセメント「エステティックセメント」によるハイブリッドセラミッククラウンの接着手順

1 エステティックセメント
2 試適，調整後のハイブリッドセラミック修復物
3 クラウン内面にサンドブラスト処理を行う
4 油脂，唾液などの清掃を目的としてリン酸処理（5秒間）を行う

5 水洗後，乾燥させる
6 シランカップリング剤を採取する

7 シランカップリング剤をクラウン内面に塗布する
8 十分に乾燥させる

9 EDプライマーA液，B液を1滴ずつ採取して混和する
10 支台歯の表面にEDプライマーをたっぷりと塗布する（支台築造の場合には築造材料に応じた接着のための面処理を行う）

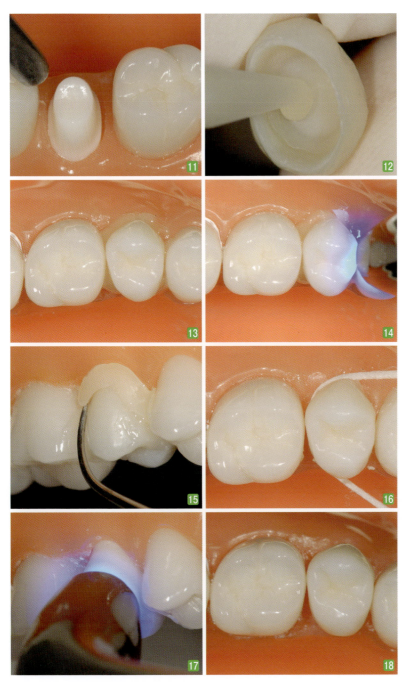

⑪十分に乾燥させる
⑫レジンセメントを修復物内面に注入する

⑬支台歯に装着する
⑭余剰のセメントに1～2秒間の光照射を行う

⑮半硬化した余剰のレジンセメントを，探針，レジンナイフなどにより除去する
⑯隣接面部の余剰セメントはデンタルフロスにより除去する

⑰さらに光照射を行いレジンセメントを硬化させる
⑱最終的なチェックを行い接着を完了する

# 8 − コンポジットレジン修復

**B 基本手技編**

**学習のポイント**
1. コンポジットレジン修復の適応・禁忌を説明する
2. コンポジットレジン修復の利点・欠点を説明する
3. コンポジットレジン修復を分類する
4. コンポジットレジン修復に用いる器材を述べる
5. コンポジットレジン修復の基本手技を体得する

## 1）特 徴

### 適応症
う蝕症，摩耗症，咬耗症，アブフラクション，侵蝕（酸蝕）症，エナメル質形成不全症，歯の破折・亀裂，歯の形態異常（矮小歯，円錐歯，癒合歯，ハッチンソン歯，フールニエ歯など），変色歯，象牙質知覚過敏症，要補修修復歯，裏層・支台築造

### 禁 忌
保存不可と判断される症例
強大な咬合力が負荷される部位
レジンアレルギーを有する患者

### 利 点
天然歯の色調を再現した審美修復
優れた歯質接着性
最小限の歯質削除による修復
選択的う蝕除去法の併用による無痛的修復
優れた辺縁封鎖性
即日修復が可能
補修修復が可能
比較的容易な修復操作
多数歯修復が可能
唾液・酸に対し化学的に安定
熱・電気の不良導体
鋳造修復より安価
グラスアイオノマーセメント修復より優れた機械的強度

### 欠 点
鋳造修復より劣る機械的強度
重合時の収縮発生
セラミック修復より劣る表面光沢度・滑沢性
摩耗・咬耗・辺縁破折・辺縁部着色（褐線）の危険性
空気中の酸素による重合阻害
光重合型コンポジットレジンの場合
・光照射器が必要
・診療台無影灯・室内照明・太陽光による重合硬化
・照射光未到達部の重合硬化不全

### 分 類
(1) 修復用コンポジットレジンの分類
①重合方式による分類
　光重合型コンポジットレジン
　化学重合型コンポジットレジン
　光化学両重合型（デュアルキュア型）コンポジットレジン
②配合フィラーによる分類
　マクロフィラー型（従来型）コンポジットレジン
　マイクロフィラー型（MFR 型）コンポジットレジン
　サブミクロンフィラー配合型（SFR 型）

コンポジットレジン
ハイブリッド型コンポジットレジン
セミハイブリッド型コンポジットレジン
ナノフィラー配合型コンポジットレジン
③適用部位による分類
前歯部用コンポジットレジン
臼歯部用コンポジットレジン
前臼歯部両用コンポジットレジン
その他：築造用コンポジットレジン
　　　　裏層用コンポジットレジン
④供給形態による分類
シリンジタイプ・コンポジットレジン
ダイレクトアプリケーションタイプ・コンポジットレジン
コンピュールタイプ・コンポジットレジン
⑤粘度・稠度による分類
フロアブルコンポジットレジン
パッカブルコンポジットレジン

**(2) 接着システムの分類**
「歯科接着の基本」（66 ページ）の分類を参照

Web 動画参照

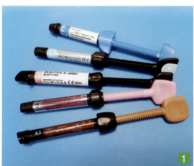
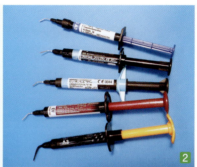
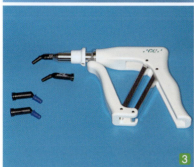
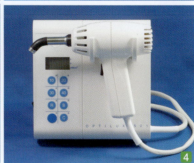
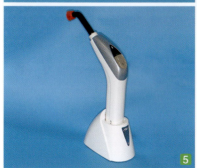

### 使用器材

**1** シリンジタイプ・コンポジットレジン．光重合型コンポジットレジンの代表的な供給形態である

**2** ダイレクトアプリケーションシリンジタイプ・コンポジットレジン．充填器を使わず直接填塞できる

**3** コンピュールタイプ・コンポジットレジン．専用アプリケーターを用いて填塞できる．コンピュールは感染予防に有用である

**4** ハロゲン照射器．ハロゲンランプを光源とする．光源と冷却用ファンが内蔵されたガンタイプである

**5** LED 照射器．LED（発光ダイオード）を光源とする．消費電力が少なくコードレスタイプが一般的である．近年では LED とバッテリーが改良され，高出力の製品が提供されている

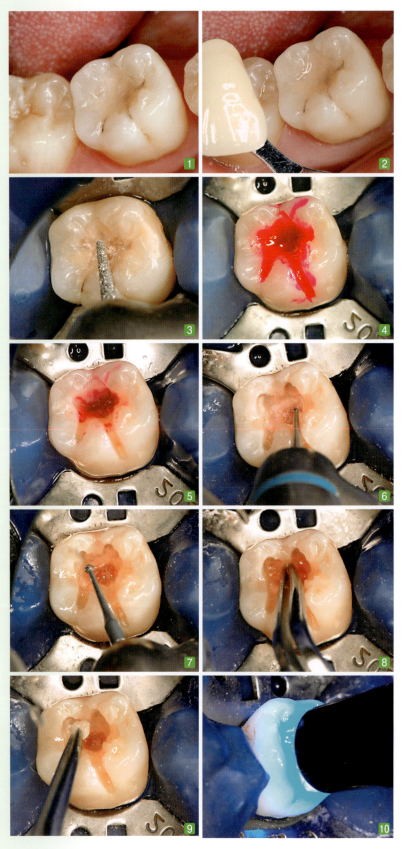

## 基本術式

### 1　1級修復（大臼歯咬合面頬側面う蝕修復）

1. |6の咬合面修復物窩縁には二次う蝕を疑う変色を，頬側面小窩にはう蝕を認める
2. シェードガイドを用いて色調選択を行う
3. 既存修復物のみを注意深く削除する
4. う蝕検知液を塗布する
5. 検知液を指定時間作用させた後に十分な水洗を行う
6. 低速回転のスチールラウンドバーによる染色象牙質除去とう蝕検知液塗布を繰り返し，健全歯質保存をはかった罹患象牙質の徹底除去に努める
7. 必要に応じて咬合面窩縁にはラウンドベベルを，平滑面（頬側面）窩縁にはストレートベベルを付与する
8. セルフエッチングプライマーによる指定時間の処理後に，システム指定の風圧・時間を遵守した乾燥を行う
9. アドヒーシブを塗布し，微風による揮発成分の除去後に，システム推奨のアドヒーシブ厚さに調整する
10. アドヒーシブに対し指定時間の光照射を行う

8 コンポジットレジン修復 75

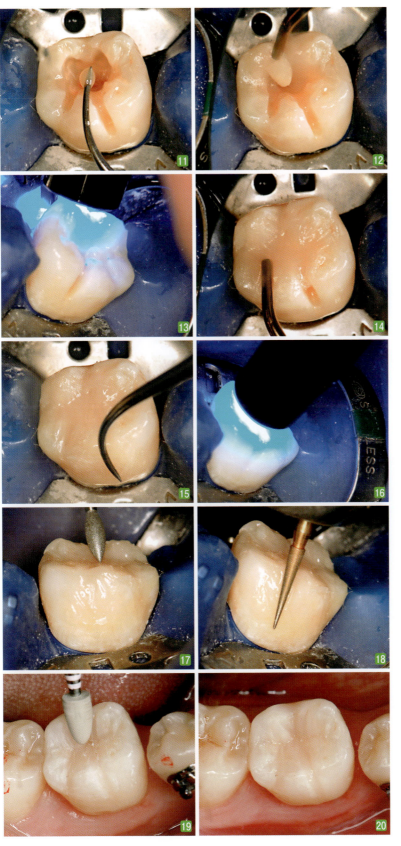

11 低粘度レジンの象牙質窩壁への応用は，修復の適合性・封鎖性の向上，術後の咀嚼痛抑制に有効である

12 修復用レジンの分割積層充填は，界面のギャップ発生抑制や審美性の向上に有効である

13 歯質を介した光照射（歯質透過光照射）は，塡塞レジンの窩壁密着を促す重合収縮が期待でき，界面のギャップ発生抑制に有効である

14 第2層目以降の修復用レジンの塡塞は，解剖学的形態の回復と周囲歯質との色調調和に留意する

15 狭窄部や細部へのレジン塡塞および賦形には，探針の利用が有効である

16 歯質透過光照射についで，多方向からの光照射を十分に行う

17 小型の各種ポイントを用いて小窩裂溝などの解剖学的形態を付与する

18 ナイフエッジダイヤモンドポイントは，平滑面における裂溝付与に有効である

19 ラバーダム撤去後に咬合調整・形態修正・荒仕上げを行い，最終的仕上げ・研磨は次回来院時に行う

20 咬合面を含む修復では，術後の咀嚼痛，辺縁・体部破折，摩耗などを含めた予後管理が求められ，必要に応じた補修修復が望まれる

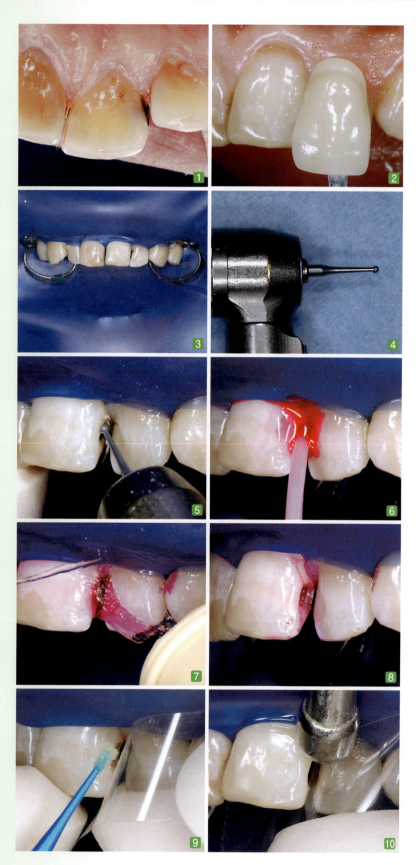

## 2 3級修復

**1** 1|の一過性冷水痛を主訴として来院した．遠心隣接面に黒褐色を呈するう蝕を認める
**2** シェードガイドを用いて色調選択を行う

**3** ラバーダムを装着する
**4** 頭部が小さく，頸部軸が細いMI用ダイヤモンドポイントを用いることにより，健全歯質の削除量を最小限にとどめる

**5** 本症例では，頰側面から便宜的にう窩を開拡した
**6** う蝕検知液を塗布する

**7** 検知液を指定時間作用させた後，水洗を行う
**8** 窩洞内の感染象牙質（う蝕象牙質第一層）は濃染される．その後，「低速回転スチールラウンドバーによる濃染部除去→う蝕検知液塗布→水洗→乾燥」の操作を繰り返し行い，感染象牙質を確実に除去する
**9** 本症例ではオールインワン・アドヒーシブ・システムによる歯面処理を行った．透明ストリップスを歯間部に挿入し隔壁を設け，アドヒーシブを塗布する
**10** アドヒーシブを指定時間作用させた後，システム指定の風圧・時間を遵守した乾燥を行う

8 コンポジットレジン修復　77

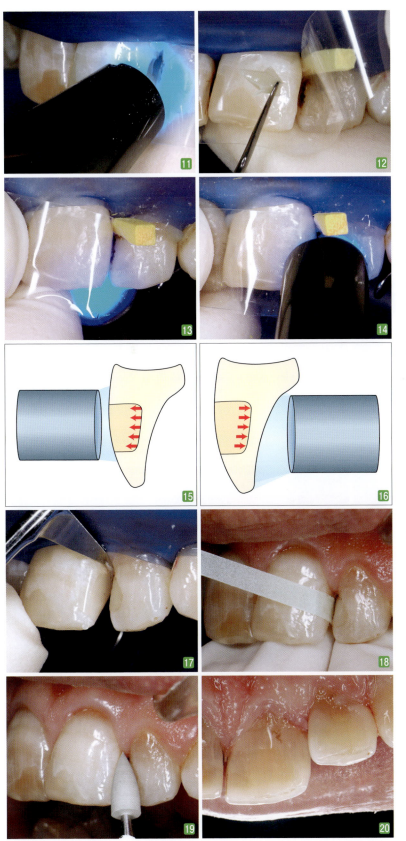

⑪アドヒーシブに対し指定時間の光照射を行う

⑫ストリップスの固定と歯間分離を目的にウェッジを挿入し，修復用レジンを充填器にて窩洞に填塞する

⑬ストリップスを歯面に圧接する．レジンの収縮方向を考慮し，まず舌側から指定時間の光照射を行う

⑭ついで唇側から追加の光照射を行い，レジンを確実に重合硬化させる

⑮光重合型コンポジットレジンは照射面に向かう重合収縮が生じる

⑯この収縮特性を活かし，歯質透過光によって窩洞内レジンの重合硬化を促し，接合界面部におけるコントラクションギャップ発生の抑制をはかる

⑰レジン硬化後，窩洞から溢出したレジンを除去する．填塞当日はレジンの最終的な仕上げ・研磨は控える

⑱次回来院時に，まず研磨用ストリップスによる隣接面研磨を行う

⑲シリコーンポイントなどを用いた最終研磨を行う

⑳前歯部の修復では，術後疼痛や修復物の摩耗のほか，色調の調和，窩縁部の着色などの審美面に配慮した予後管理が求められる

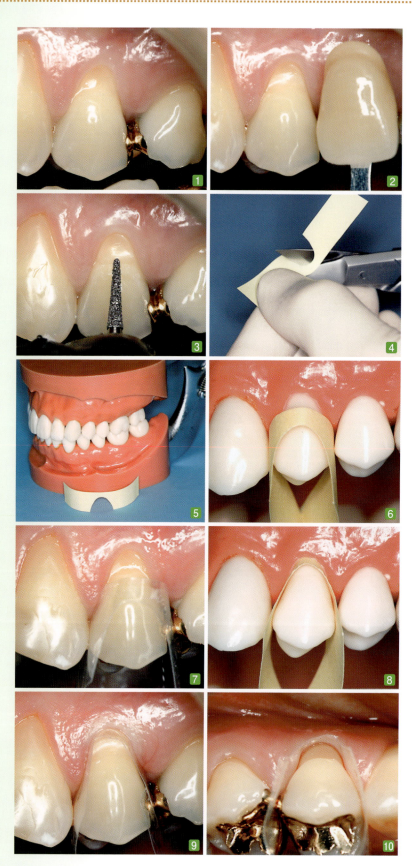

## 3 歯頸部くさび状欠損修復

1 |4の歯頸部に皿形のくさび状欠損を認める

2 シェードガイドを用いて色調選択を行う

3 エナメル質窩縁にやや幅広のベベルを付与する

4 透明ストリップステープを約5cm切り取り，患歯歯頸部の彎曲よりやや大きめの馬蹄形にテープ中央部を切り込む

5 テープのロールを患歯の頬側豊隆に合わせ，かつテープの馬蹄形切り込み尖頭部を歯頸側に合わせる

6 テープを患歯の両隣接面に挿入し，馬蹄形切り込みを中央に位置づける

7 接触点圧が強い場合には，スプーンエキスカベータを隣接面に挿入し，解離運動させるとテープを歯間部に挿入しやすい

8 テープ下縁を患歯歯面に接触させながら，歯肉溝内へ挿入させる

9 歯肉溝内へのテープ設置に際しては，口蓋側のテープ遊離端を適時引っ張りつつ，テープを歯肉溝内へ圧入させていく

10 馬蹄形切り込みテープによる「サービカルフェンス」は歯肉縁下の修復歯面を明示させる

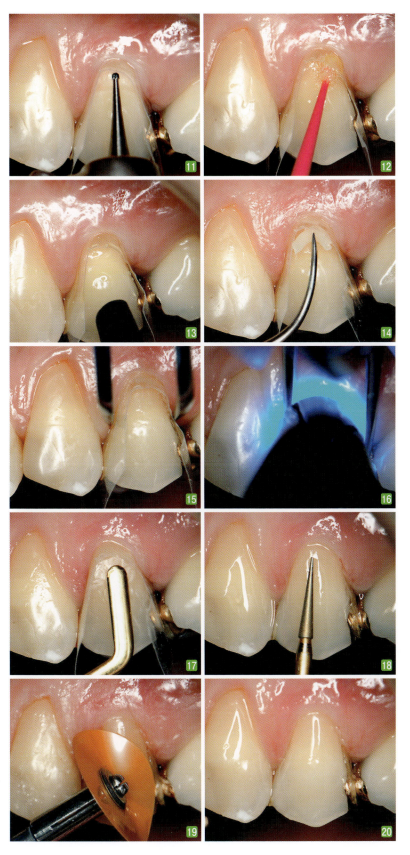

⓫露出象牙質表面をラウンドバーで一層削除し新鮮面を得る．サービカルフェンスは歯肉損傷を防止する

⓬オールインワンアドヒーシブ・システムによる指定時間の歯面処理を行う．サービカルフェンスは，処理液の漏出や処理面の汚染を防止する

⓭システム指定の風圧・時間を遵守し乾燥後，指定時間の光照射を行う

⓮修復用レジンを歯面とサービカルフェンス内面に沿わせつつ，塡塞を行う

⓯歯頸部の特徴的なくびれ再現のため，フェンスの外側をピンセットで把持する

⓰指定時間の光照射を行う

⓱最終レジン層の塡塞は，エナメル質窩縁をわずかに覆うラップジョイントとする

⓲形態修正を行う

⓳頰側歯面の仕上げ・研磨には，ディスクのしなりによって生じる圧力を活用する

⓴歯頸部修復では，術後の疼痛，窩縁部の着色，修復部の摩耗などを含めた予後管理が求められ，必要に応じた補修修復が望まれる

# 9 - セメント修復

**学習のポイント**
1. セメント修復の特徴（適応，利点・欠点）を理解する
2. セメント修復における使用器材を理解する
3. セメント修復の基本術式を理解する

## 1）特　徴
現在，歯科臨床に用いられている修復用セメントはグラスアイオノマーセメントである．

### 適応症
①3級，5級窩洞
②くさび状欠損
③根面窩洞
④歯頸部知覚過敏症
⑤辺縁隆線を残した頰側開放の2級窩洞
⑥乳臼歯の1級，2級窩洞

その他，WHOが発展途上国など，歯科診療設備がまったくないところで行う修復技法として推奨しているART（atraumatic restorative treatment；非侵襲的修復技法）がある．

### 禁　忌
①咬合力が直接加わる1級，2級，4級窩洞
②切縁破折の修復
③広範囲にわたる唇面の修復
④口呼吸患者の唇・頰面の修復

### 利　点
①歯質接着性
②フッ素徐放性とリチャージ性
③審美性
④熱膨張係数が歯質に近い
⑤歯髄刺激性が低い

### 欠　点
脆性材料である
硬化初期に感水性がある
乾燥するとシネレシス（亀裂）を生じる

### 分　類
①従来型グラスアイオノマーセメント修復
②レジン添加型グラスアイオノマーセメント（RMGIC）修復

## 2）手　順
1回目来院時の処置
　①色調の選択
　②ラバーダム
　③窩洞形成
　④歯面処理
　⑤練　和
　⑥塡　塞
　⑦光照射（RMGIC）
　⑧形態修正
　⑨バーニッシュ塗布
2回目来院時の処置
　⑩仕上げ研磨

9 セメント修復 **81**

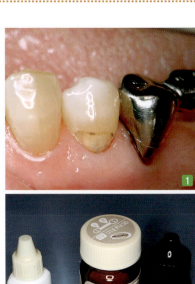
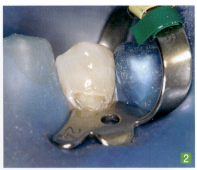
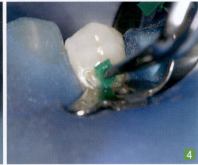
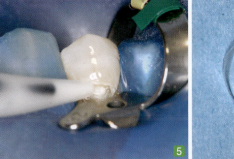
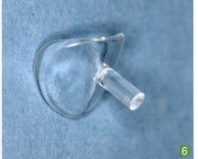
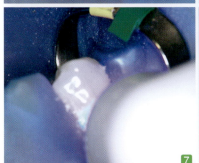
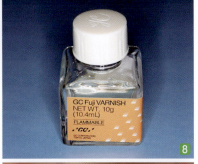
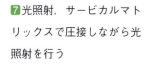
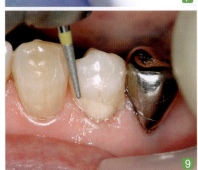
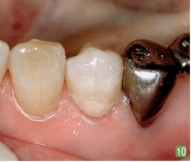

## 基本術式

**レジン添加型グラスアイオノマーセメント修復**

1 歯頸部の二次う蝕および修復物の変色
2 ラバーダム防湿後，う蝕除去および窩洞形成
3 修復に使用したレジン添加型グラスアイオノマーセメント粉末・液およびデンティンコンディショナー
4 デンティンコンディショナーによる歯面処理を行い，水洗・乾燥
5 練和したセメントをシリンジ用チップに塡入し，窩洞へ塡塞する
6 サービカルマトリックス
7 光照射．サービカルマトリックスで圧接しながら光照射を行う
8 形態修正後，バーニッシュを塗布する
9 次回来院時に超微粒子ダイヤモンドポイントなどを用いて形態修正して，さらに研磨を行う
10 修復完了後

# 10 - レジンインレーおよびセラミックインレー修復

**学習のポイント**
1. レジンおよびセラミックインレー修復の適応を理解する
2. レジンおよびセラミックインレー修復の利点，欠点を理解する
3. レジンおよびセラミックインレー修復の手技を習得する

## 1 - レジンインレー修復

### 1) 特 徴

**適応症**
臼歯1級および2級窩洞
直接法による修復が困難な症例

**禁 忌**
強い咬合圧が加わる部位
多数歯にわたる修復が必要で，咬合関係などに注意が必要な場合
習慣性ブラキシズムなど，悪習癖のある患者

**利 点**
加熱処理による機械的性質，耐摩耗性の向上
適切な解剖学的形態の付与が容易
適切な接触点・隣接面形態の回復が容易
重合収縮を補償できる
隣接面の研磨が容易

**欠 点**
直接法と比較して健全歯質の削除量が多い
接着性レジンセメントの歯質接着性に不安が残る
適合性に劣る
試適などの調整時に破折しやすい
技工操作が必要である
来院回数が多い

**分 類**
間接法（インレー体を模型上で製作）
直接・間接法（インレー体を口腔内で製作した後，口腔外で追加重合および調整）

### 2) 手 順

1回目来院時
　①咬合関係の検査
　②窩洞形成
　③印象採得，咬合採得，色あわせ
　④仮 封

技工操作
　作業模型の製作
　レジンペーストの築盛，光重合
　追加重合（加熱，加圧，追加照射）
　形態修正，仕上げ研磨

2回目来院時
　⑤インレー体の試適および装着
　⑥咬合調整および最終研磨（基本術式および使用器材）

10 レジンインレーおよびセラミックインレー修復  **83**

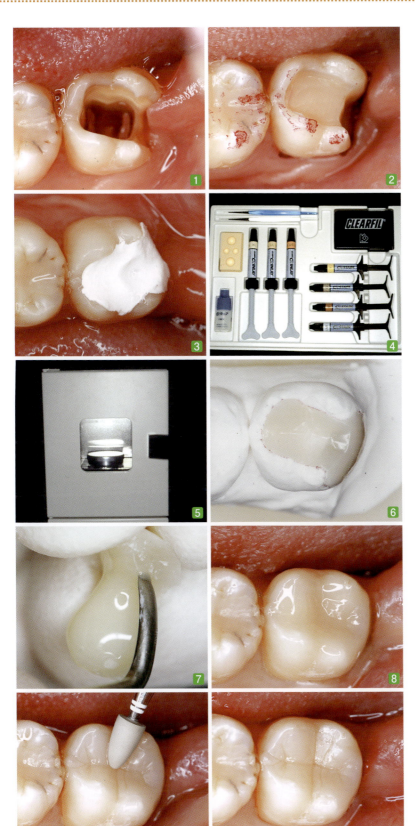

### 基本術式

1. 7┐の根管治療終了時．無髄歯であるが健全歯質が比較的多く残存している
2. フロアブルレジンを用いて裏層後，対合歯との咬合接触を避けるように窩洞形成を行う
3. 水硬性仮封材を使用．ユージノール系仮封材は使用しない
4. CR インレーキット（光重合－加熱重合タイプ）
5. 光照射した後，加熱重合器を用いて 120℃で 10 分間加熱する
6. 模型上で製作するため，解剖学的形態や適切な咬合関係の付与が容易である
7. セメントをインレー体に塗布する
8. デュアルキュアタイプのレジンセメントを用いて装着することで，重合硬化が確実に進行する
9. 咬合面の研磨にはポイントタイプが有効である
10. 余分な歯質を削除することなく，大きな欠損の審美修復が可能となる

# 2- セラミックインレー修復

## 1）特　徴

### 適応症

長期にわたり高い審美性が要求される場合

臼歯1級および2級インレー，アンレー

### 禁　忌

過大な咬合力が加わる症例

歯冠の萌出高径が低く，厚みが取れない歯

義歯の鉤歯

### 利　点

化学的安定性が高く，生体親和性に優れる

天然歯に似た色調で，審美性に優れる

口腔内における変色，着色がない

硬度が高く，耐摩耗性に優れる

熱膨張係数が歯質に類似

熱，電気の不良導体

### 欠　点

脆性材料であるため，窩縁斜面を付与できないので辺縁適合性に劣る

製作工程が鋳造修復より煩雑である

窩洞適合性や色調が製作者の技量に影響されやすい

残存歯との色あわせがむずかしい

仮封材の種類が接着性に影響する

### 分　類

焼成法（インベストメントマトリックス法）

射出成形法（鋳造法，加熱加圧法）

削り出し法（CAD/CAM法，ならい加工法）

## 2）手　順

1回目来院時（括弧は症例に応じて）

①術前検査

②（除痛法）

③窩洞形成

④（レジンコーティング）

⑤印象採得，咬合採得，色あわせ

⑥仮　封

技工操作

作業模型作製

セラミックインレーの製作

形態修正，仕上げ研磨

2回目来院時

⑦インレー体の試適および接着

⑧咬合調整および最終研磨

10 レジンインレーおよびセラミックインレー修復　**85**

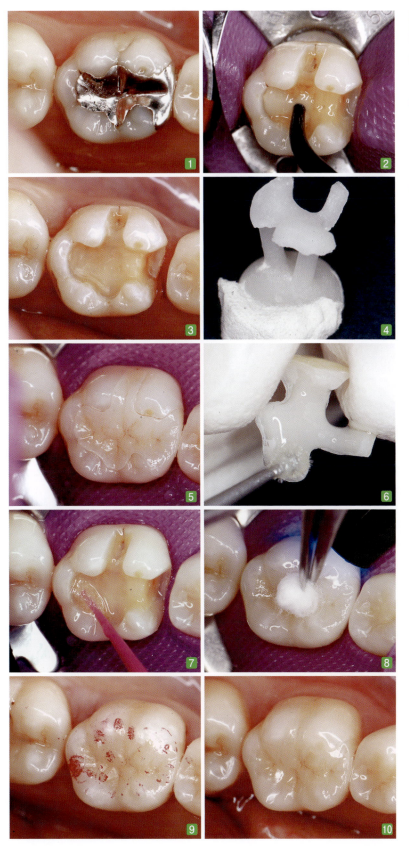

## 基本術式

1. 6⏌の審美性改善を主訴として来院
2. う蝕病巣を除去した後,接着操作を行う．さらに,フロアブルレジンを用いてレジンコーティングを行う
3. メタルインレー窩洞と異なり,①単純な外形とし,②窩壁の外開きの程度は大きく,③線角は丸みを帯びるようにするとともに,④窩縁斜面は付与しない
4. ヒートプレストセラミックを用いてインレー体を製作
5. インレー体の試適．脆性材料のためコンタクトおよび適合検査にとどめるなどの細心の注意を要する
6. シランカップリング剤を用いてセラミック内面を処理する
7. 製造者指示条件に従って歯面処理を行う
8. 余剰セメントをプレキュアによって除去した後,圧接しながら照射を行う
9. 咬合調整および最終研磨を行う
10. 良好な予後を得るためにはメインテナンスが重要となる

# 11 - ベニア修復

1. レジンと歯質や他材料との接着の原理を理解し，基本操作を習得する
2. 歯冠色修復材の色彩的特性を知り，その色調表現技術の基本操作を学ぶ
3. 歯質保存的で審美的な修復法の意義を知り，その基本的な技術を習得する

## 1）特　徴

ベニア修復は，歯科接着，ポーセレン（セラミックス）やコンポジットレジンなどの歯冠色修復材料の発展によって臨床応用されるようになった．審美的でかつ歯質保存的な質の高い治療であり現代においては欠くことができない修復法といえる．

### 適応症

重篤な変色歯
広範で浅い摩耗や侵（酸）蝕症
矮小歯など形態異常歯
空隙歯列，正中離開
軽度の傾斜，捻転，位置異常歯
歯冠長や歯冠幅径の変更
広範で浅在性のう蝕
切縁破折，大型の4級窩洞修復
同じ歯面に色調不調和な修復物が混在する場合
舌面や咬合面ベニアによる咬合挙上，咬合スペースの閉鎖など

### 利　点

歯質保存的な修復（MI修復）である
修復物の歯面への機械的保持が不要である
患歯（列）の色調や形態的な問題を改善できる
唇（頬）面のみでなく，舌面や咬合面にも応用できる
幅広い適応症をもつ
完全なメタルフリー修復である
長期の耐久性を有する

### 欠　点

テクニックセンシティブである
レジンダイレクトベニアでは，比較的短期間内でのメンテナンスが必要
残存歯質が少ない患歯には適応できない
経費が比較的高い

### 分　類（表11-1）

修復方法と使用する修復材によって以下のように分類される．
①コンポジットレジンダイレクトベニア
②ポーセレンラミネートベニア
③コンポジットレジンラミネートベニア

表11-1　ベニア修復の種類

| 分類法 | ベニア修復の種類 |
|---|---|
| 材料と方法 | コンポジットレジンダイレクトベニア[*1]<br>ポーセレンラミネートベニア[*2] |
| 修復面 | ラビアル（唇面），リンガル（舌面），オクルーザル（咬合面）ベニア |
| 被覆形態 | パーシャルベニア，フルベニア，歯質非切削ベニア |

[*1] グラスアイオノマーセメントを用いる特殊な場合もある
[*2] コンポジットレジンを材料として作製する間接法ベニアもある

## 2）手　順（図11-1）

ダイレクトベニア修復は，基本的には1回（❶）の患者来院で完成する．ポーセレンラミネートベニアでは，技工室でラミネート（薄板）を作製するため，少なくとも2回（❷❸）の来院が必要となる．

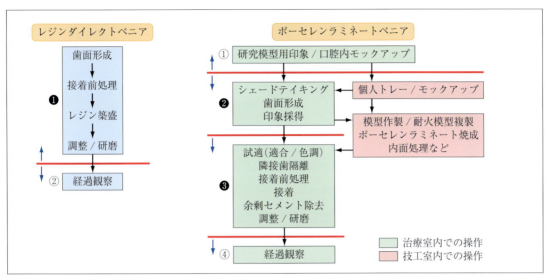

図11-1 ベニア修復の手順

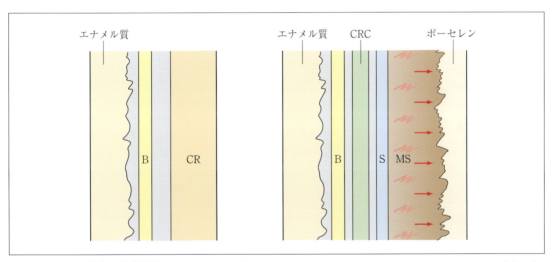

図11-2 ベニア修復の接着機構（B：ボンディング材　CR：レジン　CRC：レジンセメント　S：シランカップリング　MS→：マイクロサンドブラスト）

## 3）ベニア修復の接着機構（図11-2）

ベニア修復は，接着を全面的に取り入れた修復法であり，修復物の機械的な保持の原則をまったく利用していない．

### (1) レジンダイレクトベニア（図11-2左）

歯質（原則として形成歯面はエナメル質とする）を，リン酸を用いてエナメルエッチングし，レジン接着材（B）との接着をはかる．コンポジットレジン（CR）をその上部に築盛する．

### (2) ポーセレンラミネートベニア（図11-2右）

接着機構は，1）歯質（エナメル質が原則）とレジン（レジンセメント）（CRC），2）レジンセメントとポーセレンの接着である．1）は，エナメルエッチングとボンディングである．2）については，さらに接着機構は2つに分けられる．①シランカップリング（S）による化学的な処理，②ポーセレン内面に微小粒子・低圧噴射によるサンドブラストで微小陥凹を作製して（MS）レジンとの間に得る微小機械的嵌合（保持）力である．

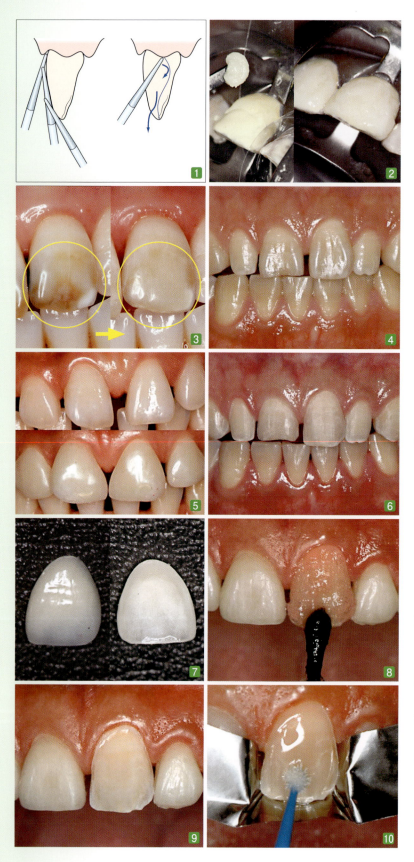

### 基本術式

[1] 歯面形成には,先端径1.0mm以下のシャンファー形成ポイントを用いる.ポイントに傾斜を十分与え,歯頸部で0.3mm,歯冠中央部で0.5mm,切縁部で0.8mm程度(上顎中切歯)の深さでポイント径を目安に切削する

[2] ダイレクトベニアでは,エナメルエッチング,ボンディングを行い,レジンを築盛,重合する

[3] 軽度な変色歯は,歯質保存的に,かつ審美的に治療できる(ダイレクトベニア)

[4] 正中離開,空隙歯列,右側側切歯形態異常,変色を訴えている

[5] 著しい空隙歯列や位置異常の場合は(上),仮のラミネートでモックアップする(下)

[6] 典型的なポーセレンラミネートの歯面形成と右側中切歯のように切縁を被覆する場合の形成で,いずれもエナメル質内切削

[7] ポーセレンラミネートの表面(左)とマイクロサンドブラストされた内面(右)

[8] 10〜15秒エナメルエッチング

[9] 10〜15秒水洗し,乾燥させた処理面

[10] 弾力がない金属マトリックスを装着し,接着材を塗布する

11　ベニア修復　**89**

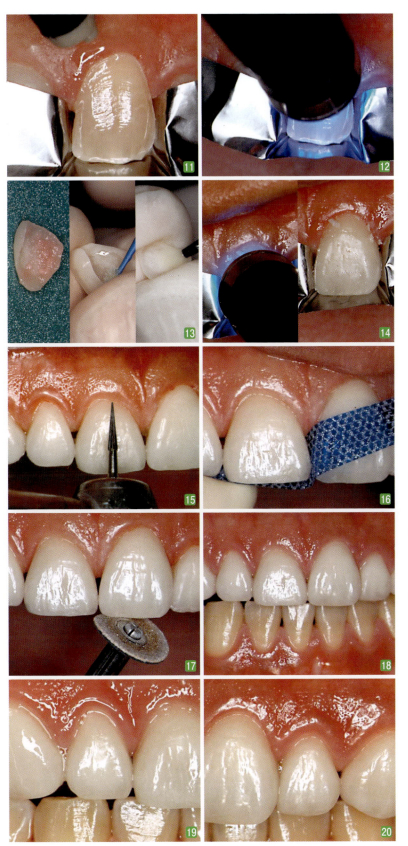

**11** ボンディング塗布面をエアブローする

**12** ボンディングを光重合する

**13** ラミネート内面をエッチング材で洗浄し（左），十分水洗，乾燥する．つぎにシランカップリング材を塗布，乾燥し（中），レジンセメントをラミネートの一方向から注ぐ（右）

**14** 歯頸部シャンファーベベルにラミネート辺縁を適合させ，切縁方向に向かってセメントを押し出しながら，歯面に圧接する．光重合（1照射面 40～60 秒）する（左），接着直後（右）

**15** レジン仕上げ用カーバイトバーで，余剰セメントを除去する

**16** 歯間部の溢出セメントもストリップスを用いて除去し，研磨する

**17** 咬合を調整し，研磨ディスクなどで最終仕上げをする

**18**～**20** 自然感をもつ審美性と辺縁歯肉の健全さに注目（術後1か月）

# 12 ― 合 着

**B 基本手技編**

**学習のポイント**
1. 合着の基本術式を理解する
2. 各種合着用セメントの種類と特徴を理解する
3. 合着の基本手技を習得する

## 1）特 徴

　合着とは，間接法で製作した修復物を合着用セメントを用いて窩洞や支台歯に装着することである．合着用セメントとしては，リン酸亜鉛セメント，ポリカルボキシレートセメント，グラスアイオノマーセメントといった酸－塩基反応で硬化する従来型の無機セメントと，重合反応によって硬化する接着性レジンセメントがあるが，現在，おもに使用されているのはグラスアイオノマーセメント（従来型およびレジン添加型）とレジンセメント（PMMA系およびコンポジットレジン系）である．

### 利 点

　修復物と歯質との間にセメントが介在するので，歯髄への熱や電気の伝達が軽減される（とくに鋳造修復の場合）．
　レジンセメントを使用する場合，保持形態がかなり省略できるので，歯質保存的な窩洞形成や支台歯形成が可能となる．

### 欠 点

　修復物の辺縁適合性が不良であると，セメントが口腔液に溶解して辺縁封鎖性の劣化が生じる（とくに無機セメントの場合に顕著）．
　セメント硬化途中の圧接が不足すると，修復物が浮き上がる恐れがある．
　歯肉縁下に余剰セメントの取り残しがあると，歯周組織に為害性を及ぼす危険がある（とくに隣接面に起こりやすい）．

### 分 類

　無機セメントを使用しておもに嵌合効力に依存する狭義の合着と，レジンセメントを使用して修復物・セメント・歯質を一体化させる接着とに分類される．

## 2）手 順

①器材の準備
②過酸化水素水やアルコールによる窩洞および修復物内面の清掃
③レジンセメントを使用する場合は歯質および修復物の被着面処理
④セメントの練和
⑤セメントの塗布（原則として修復物の内面に塗布するが，小さな単純窩洞の場合は窩洞内に塗布する．修復物と窩洞の両方に塗布する場合もある）
⑥修復物の挿入・圧接
⑦余剰セメントの除去

## 3）使用器材

①合着用セメント
②スパチュラ・練板
③練成充塡器などの手用圧接用インスツルメント，オートマチックマレット（槌打器）
④咬合圧接用の介在物（インレー・クラウンセッター，割り箸，歯科用エックス線フィルムの中に入っている鉛箔を折り重ねたものなど）

## 基本術式

**グラスアイオノマーセメントによるメタルインレーの合着**

① |4 の 2 級 OD 窩洞．窩底部はベース用グラスアイオノマーセメントで裏層してある

② メタルインレーを調整・研磨後，インレー体内面へ合着用グラスアイオノマーセメントを塗布

③ 窩洞内へのセメント塗布（とくに隣接面部に十分塗布する）

④ インレー体を窩洞に挿入し，練成充塡器を用いて手圧で圧接

⑤ インレーセッターによる咬合圧接（セメントが硬化するまで持続圧接する）

⑥ 探針による余剰セメントの除去

⑦ デンタルフロスによる隣接面部の余剰セメント除去

⑧ 合着終了

**デュアルキュア型レジンセメントの余剰セメント除去**

⑨ レジンセメントの場合，硬化後は余剰セメントの除去がきわめて困難となるので，硬化前に探針や小筆などを用いて除去する

⑩ デュアルキュア型レジンセメントの場合は，余剰セメントに数秒間光照射して半硬化させると除去が容易になる

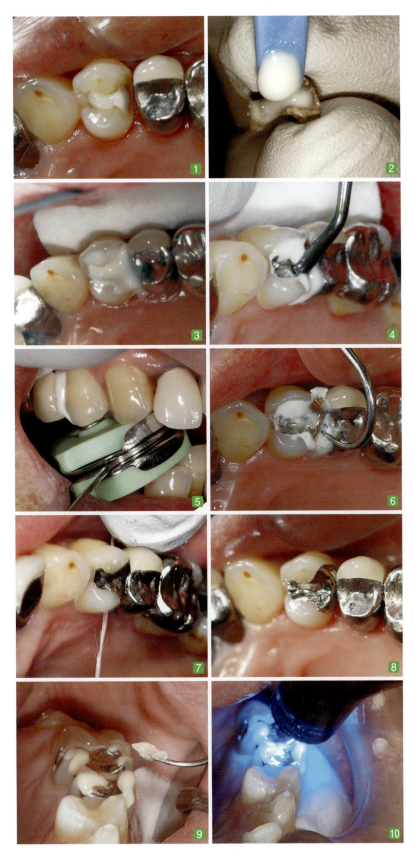

# 13 - メタルインレー修復

B 基本手技編

**学習のポイント**
1. インレー修復法の原理と基本術式，手順を理解する
2. 非接着性修復法における窩洞への修復物の機械的保持原理を理解する
3. 歯質および歯髄の特性を理解した窩洞の形成法を学ぶ
4. 間接法修復における正確な模型，適切な蝋型を得るための基本を学ぶ
5. 歯科精密鋳造法の理論を知り，精度を増すための技術を体得する

## 1）特 徴

メタルインレーは，歯の実質欠損部に形成された窩洞と歯列を口腔外に再現し，その再現された模型上において修復物に相当する蝋型を作製し，この蝋型を精密鋳造によってメタルに置換する．これを口腔内の窩洞に戻して，セメントなどによって装着する修復法である．

### 適応症

う蝕，咬耗，破折などの複数歯面にわたる大型の欠損に適応する．

ブラックの窩洞分類による適応範囲は，基本的に，（臼歯の）1級（複雑窩洞），2級（複雑窩洞）である．

### 利 点

修復物の機械的な強さに優れる
窩洞への適合精度が高い
比較的大きな欠損の修復に使用できる
複雑な形態の回復が容易である
動揺歯の固定やブリッジの支台にできる

### 欠 点

成形修復に比べ，歯質削除量が多い
修復物の機械的保持のため窩洞の要件が厳しい
技工操作が必要で，操作が煩雑
歯冠色には適合せず，審美性に劣る
歯質への接着性がない

熱の良導体で，歯髄へ熱的刺激を伝えやすい
修復に際し，2回の来院が必要である
窩洞の仮封または暫間修復が必要
基本的に経費コストが高い

## 2）合金の種類

### (1) 金合金

JISあるいはADA規格によりタイプⅠ～Ⅳに分類される．

タイプⅠ：軟質（20～22カラット相当）1級単純窩洞に適する

タイプⅡ：中軟質（19～20カラット相当）複雑窩洞，アンレー用

タイプⅢ：硬質（18～19カラット相当）複雑窩洞，アンレー，クラウン，ブリッジなどに適する

タイプⅣ：超硬質で鋳造床，大型のブリッジなどに用いる

### (2) 金銀パラジウム合金

金銀パラジウム合金は，保険医療下での使用が認められ，もっとも高頻度に用いられる．JISの規格で金12％以上，銀40％以上，パラジウム20％以上含有する．

### (3) 銀合金

### (4) ニッケルクロム合金

### (5) 純チタンまたはチタン合金

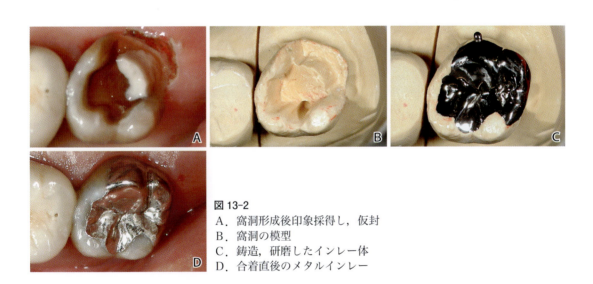

図13-1 メタルインレー修復手順

図13-2
A．窩洞形成後印象採得し，仮封
B．窩洞の模型
C．鋳造，研磨したインレー体
D．合着直後のメタルインレー

## 3）手順（図13-1，2）

操作手順は，治療室内での操作と技工室内での模型上の操作に大別される．治療室内の操作は，原則的に患者の2来院日にわたって行われ，第1日目，第2日目の間は，形成された窩洞は暫間的に封鎖される（仮封）．

## 4）窩　洞

メタルインレー修復の窩洞は，修復物の機械的な保持を目的にしたものであり，修復物の安定，把持，拘止をはかる形態をもたねばならない（保持形態）．また直接的，間接的な外力により，窩洞または修復物の破損が生じないような形態（抵抗形態）を与える．

Web動画参照

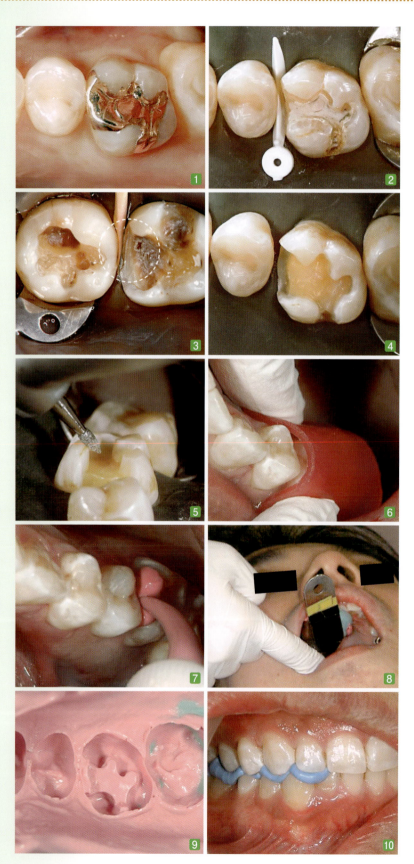

## 基本術式

### 治療室内での第1日目

1. 6|（近心隣接面－咬合面－口蓋面の2級金合金インレー修復歯）に軽度な冷水痛を訴えている
2. 浸潤麻酔を行い，術野をラバーダムで隔離し，ウエッジを挿入して（プレウエッジ）インレーを除去した
3. このように，プレウエッジにより，歯冠部歯肉乳頭を保護し，隣接歯隣接面を傷害することを防ぐ（別症例）
4. 窩洞形成後．修復歯にう窩が存在する場合，う窩の開拡後に窩壁を形成する
5. 窩縁斜面を付与する（裂溝終縁部，側室歯肉側窩縁，頬・舌側窩縁には十分付与する）
6. 二次印象材のスペース確保のためにスペーサーをおく（積層2回法）
7. インジェクションタイプを窩洞隣接面側室歯肉側から注入する
8. 一次印象採得時の所定の位置にトレーを運び圧接する
9. 硬化後のシリコン積層2回法による印象
10. シリコン咬合印象材を上顎歯列におき，咬合させる

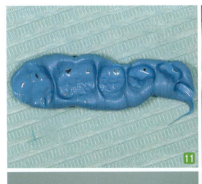
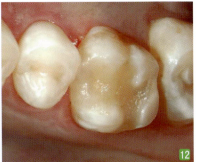

**11** 硬化後の咬合印象
**12** レジン系材料を用い，仮封する（治療室内での第1日目の操作終了）

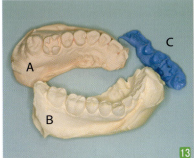
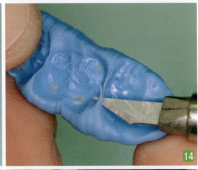

**技工の術式**
**13** 超硬石膏による窩洞を含む歯列模型（作業用模型）(A)，対合歯列の模型（B），咬合印象（C）
**14** 咬合印象面のアンダーカット，余剰部分をナイフで取り除く

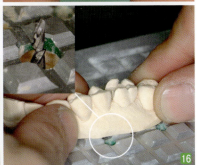
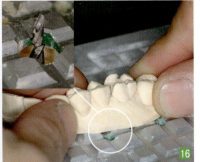

**15** 作業模型，対合模型を咬合器に合致するようトリミングする
**16** ダウエルピン植立器の所定位置に模型をおき，基底面に穿孔する

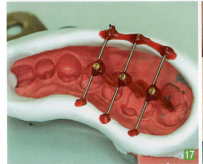
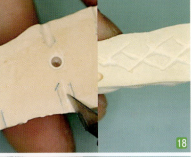

**17** ピン植立器を使用しない場合，ダウエルピンを印象に固定し，石膏を注入する
**18** ダウエルピン用ホールの頬・舌側方向にV字型の溝を形成する（左），対合模型規定面には切痕を形成する（右）

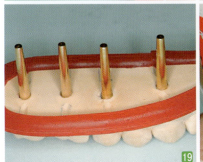
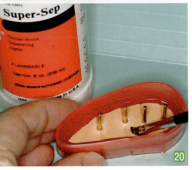

**19** 接着材を用いてダウエルピンを模型基底面穿孔部に植立する
**20** 石膏用の分離材を模型基底面，ダウエルピンに一層塗布する

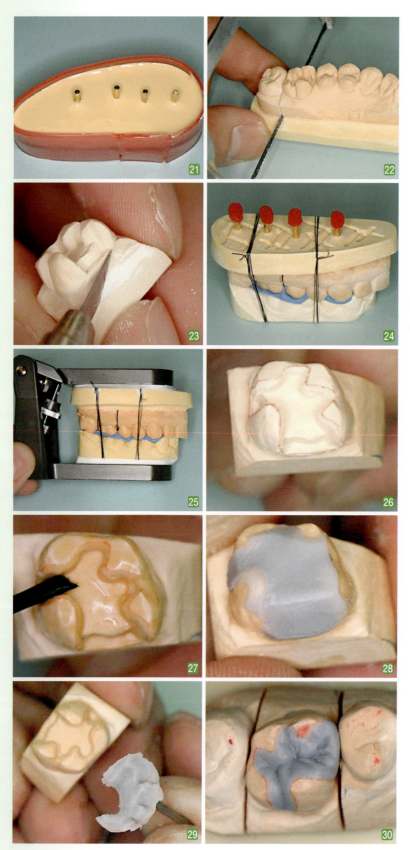

㉑作業用模型の基底面に硬石膏を注入，築盛する
㉒ダウエルピンの植立方向を考慮し，ノコギリで歯列を分離する

㉓模型歯肉側窩縁周囲をラウンドバーや鋭利なデザインナイフを用い，トリミングする
㉔ワイヤーで固定した作業模型と対合歯の模型

㉕咬合器への取り付け
㉖すべての窩縁を赤鉛筆でマークする

㉗ワックス用の分離材を薄く，均一に塗布する
㉘インレーワックスを遠火で均一に軟化し，窩洞に圧接する

㉙ワックスの硬化を確認し，取り出して窩洞内面への圧接状態を確認する
㉚隣接面部を概成し，歯列模型に戻し，彫刻する

13 メタルインレー修復 **97**

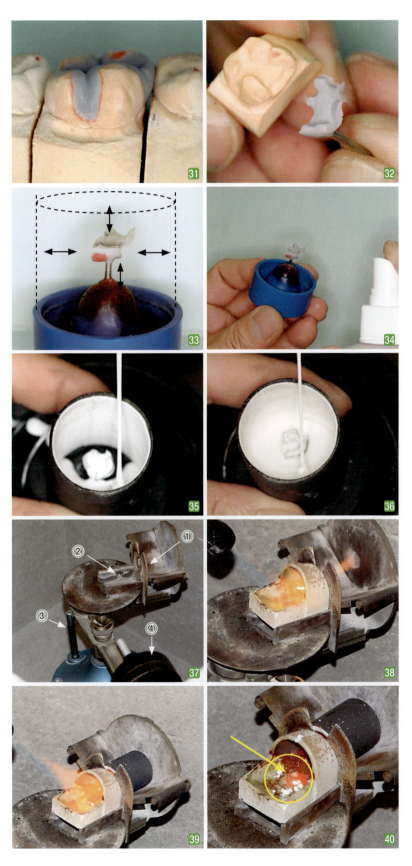

**31** 隣接面や頬，舌側面の形態を整え，接触点も確認する（接触点相当部には，埋没前赤色など色の異なるワックスを 0.5mm 以内の厚さで均一に盛り足す）

**32** 中空のスプルー線を辺縁隆線部に植立し，パターンを取り出し，圧接，切削面の被覆状態を検査する

**33** 湯流れを考慮し，鋳込み圧による埋没材の破損，また背圧を生じさせないように考慮して植立する

**34** ワックスパターンに界面活性剤を塗布する

**35** 正しい混水比で減圧練和した埋没材をパターンに一層塗布し，バイブレーター上で埋没材を少しずつ注入する

**36** パターン周囲に気泡をつくらないよう，パターン全体が埋没材に埋まるよう注入する

**37** 遠心鋳造機：①鋳型（リング）台，②合金熔融用ルツボ台，③ストッパー，④バランスおよび重り

**38** 鋳造にあたり，ルツボをおき，あらかじめこれを加熱する

**39** 鋳造用合金をルツボにおき，また電気炉から加熱したリングを取り出しリング台におく

**40** 合金全体が熔融しはじめたらフラックスを少量乗せ，さらに加熱し，合金が球状になり，回転する瞬間に鋳込む

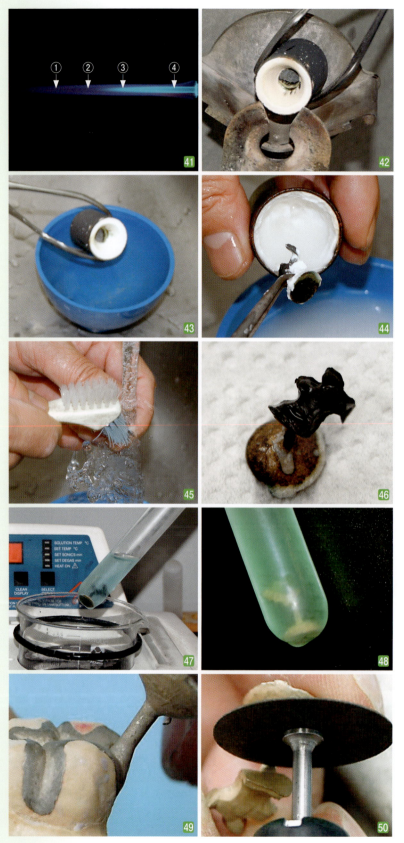

㊶ガス（と空気）バーナーの炎，①酸化帯，②還元帯，③燃焼帯，④未燃焼帯のうち②を使用して金属を熔融する

㊷鋳造機の回転が自然停止してから，リングを取り外す

㊸ラバーボールなどの水中で急冷する

㊹鋳型から鋳造体を取り出す

㊺ブラシなどで埋没材を鋳造体から取り除く

㊻取り出した鋳造体

㊼，㊽2〜3％の塩酸につけ，温浴槽におき，酸洗いする

㊾鋳造体内面を鋭利な探針などで精査し，気泡などを確実に取り除く

㊿スプルーの切断は，ディスクまたはプライヤーを用いる

13 メタルインレー修復 99

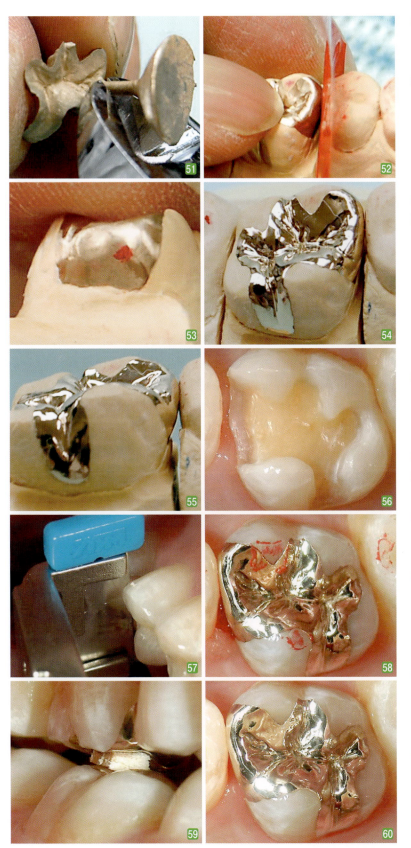

51 プライヤーを用いる場合は鋳造体へ変形ストレスを及ぼさないよう慎重に行う
52 接触点部を少しずつ研磨し，正しい接触位置と状態を確保する

53 印記された接触点
54 最終研磨後（咬合面）

55 最終研磨後（隣接面豊隆と接触点）

**治療室内での第2日目（56, 57, 58）**
56 仮封を除去した窩洞，患歯および周囲を検査する
57 インレーを窩洞に試適し，コンタクトゲージを用い接触点を確認する
58 窩洞への適合を確認し，咬合を検査し，調整する

59 簡易防湿し，セメントをインレー体裏面に塗布する窩洞へ挿入して槌打，持続圧接する
60 余剰セメントを除去する（歯間部に溢出したセメントはフロスで確実に取り除く）．完成した金合金インレー修復

# 14 – 歯のホワイトニング

1. 各種ホワイトニングの適応，利点，欠点を理解する
2. 生活歯並びに失活歯のブリーチングの適応を理解する
3. ブリーチングの手技を習得する

## 1）特　徴

歯のホワイトニングのメリットとして，①歯冠形態を変えずに変色を改善できる，②歯質削除を伴わない，③操作が簡単，④適応症については効果が比較的確実，などがあげられる．

### 適応症

(1) 生活歯のブリーチング
① 加齢による変色歯（黄色，橙色，淡褐色などの変色歯）
② 軽度のテトラサイクリン変色歯
③ 軽度のフッ素症変色歯／斑状歯

(2) 失活歯のブリーチング
① 加齢や歯髄死による変色
② 歯髄出血，髄室根管の清掃不十分による変色
③ 不適切な根管充填による変色

### 禁　忌

(1) 生活歯のブリーチング
① 重度のテトラサイクリン変色歯
② 重度のフッ素症変色歯
③ う蝕・二次う蝕を有する歯，エナメル質亀裂，形成不全など実質欠損が大きい歯，露出象牙質および知覚過敏歯
④ 形態異常
⑤ ゴム製品アレルギーをもつ患者，呼吸器疾患の患者
⑥ 無カタラーゼ症の患者
⑦ 金属塩による変色歯

(2) 失活歯のブリーチング
① 金属性物質が原因となった変色
　a．アマルガム成分の浸透による変色
　b．修復物から溶出した金属イオンによる変色
　c．硝酸銀，フッ化ジアンミン銀，アンモニア銀，銀粉などの根管治療薬・修復材など金属塩の沈着による変色
② 実質欠損が大きく，仮封が不完全となる歯

### 利　点

(1) オフィスブリーチング
① 歯科医師により診断および漂白法の選択がされる
② 歯科医師または歯科衛生士の監視下で実施され，安全で確実である
③ 処置中の不快事項に迅速に対応できる
④ 個々の歯におのおの必要かつ適切な処置ができる

(2) ホームブリーチング
① 歯科医師の検査・診断のもと適切な漂白ができる
② チェアタイムを必要としない
③ 患者の都合にあわせ漂白時間帯を選択できる
④ 歯や歯肉に刺激が少ない

**表 14-1 オフィスブリーチングの一般的な手順**

① 歯肉保護
② ラバーダム
③ 歯面清掃
④ (酸エッチング)
⑤ 漂白剤の準備
⑥ 漂白剤の歯面塗布
⑦ 光や熱を加え，漂白剤の活性化を促進する
⑧ 洗浄，漂白剤除去
⑨ ⑤～⑧をメーカーの指示で繰り返す
⑩ 歯面研磨
⑪ 患者への指示

**表 14-2 ホームブリーチングの一般的な手順**

① トレー用印象採得（第1日）
② トレー作製（技工室）
③ トレー，漂白用ジェルを投与（第2日）
　（患者に十分な指導）
④ 週に一度は経過観察
⑤ 通常1～2か月でホワイトニングを終了
　・必要に応じて期間を延長または短縮する
　・上下顎分けて行うのが通例である
　・術前，術中，術後おのおのに写真撮影や色調の
　　数値データをとる

**表 14-3 ホームブリーチングの注意事項**

1. できるだけ歯肉に直接接触させない
2. 漂白中は飲食物を摂取させない
3. 漂白剤や唾液を飲み込んだりさせない
4. 目に接触させない
5. 歯肉や口腔粘膜に刺激が出たら使用を中止し，歯科医師に連絡させる
6. ジェルは冷温乾燥した場所に保管し，子どもの手が届かないようにする
7. 原則12歳以下には使用しない
8. システム添付の説明書をよく読み使用条件を厳守させる
9. 知覚過敏症が出ることがあるが，一般に軽度で使用が終了すれば消失することを十分説明する
10. 矯正装置の装着時には漂白しない
11. 薬物による重度な変色には適用しない

## 欠　点

**(1) オフィスブリーチング**

①通院とチェアタイムを必要とする

②知覚過敏や歯肉腐蝕を起こす危険性が高い

**(2) ホームブリーチング**

①漂白効果の出現が遅い

②長時間を要する

③知覚過敏や歯肉炎を起こすことがある

④1週間に一度程度の通院が必要である

## 分　類

**(1) 患歯の状態による分類**

①生活歯のブリーチング

②失活歯のブリーチング：ウォーキングブリーチングなど

③歯の外部からのブリーチング

④歯の内部からのブリーチング：失活歯のブリーチング

**(2) 方法や実施場所による分類**

①オフィスブリーチング

②ホームブリーチング

③オフィス・ホーム（デュアル）ブリーチング

④店頭販売の製品（OTC）を患者が独自に用いる

**(3) その他の方法**

①PTC

②コート材を塗布する方法

③エナメルマイクロアブレージョン（微小研削）

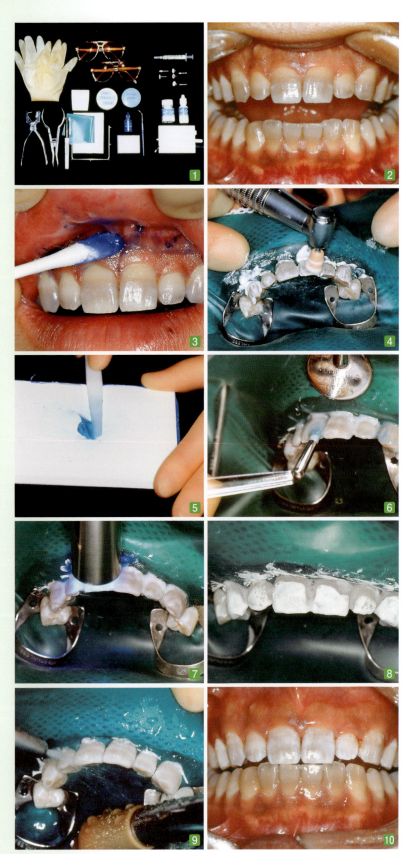

## 基本術式

### 1 オフィスブリーチング

1 オフィスブリーチングに必要な器具・材料

2 $\frac{3+3}{3+3}$ に Feinman の分類で第2度に相当する変色が認められる

3 綿棒や小筆で歯間乳頭や歯肉縁部に歯肉保護剤を塗布する

4 ラバーダム装着後ワックスドデンタルフロスで歯頸部を結紮し,漏洩を防止する．つぎに歯面を清掃し,水洗,乾燥する

5 スプーン1杯,液3滴を約30秒間で練和する．練和泥は青緑色のペースト状になる

6 乾燥させた歯面に1分程度でペーストを1〜2mmの厚さに塗布する

7 ペースト塗布後5〜6分で光照射を3分間行って酸化漂白を促進する

8 光照射後1〜2分間放置．ペーストが白くなり,酸化漂白作用が終了する

9 噴霧洗浄を十分に行って漂白剤を洗い流す

10 初回の来院で3回漂白を繰り返した．漂白効果は若干不十分

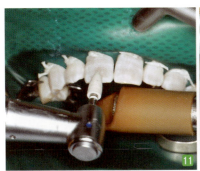
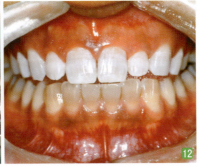

11 シリコーンポイントやポリッシングペースト付きバフ研磨を行って歯面を滑沢にする

12 2回来院，計6回漂白を行った後，歯面の滑沢研磨を行った

## 2　オフィスブリーチングによる失活歯の漂白

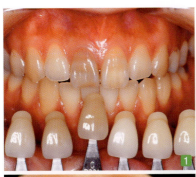
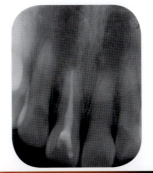
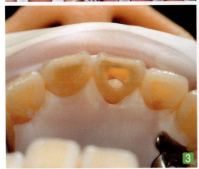
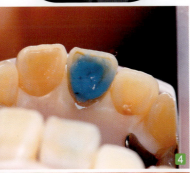
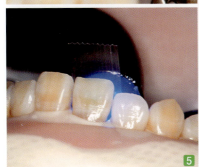
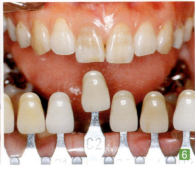

1 歯の変色を主訴に来院．10年前に転倒して打撲したという（28歳，女性）

2 初診時のエックス線写真．根管充填され，根周囲には異常所見は認めない

3 ラバーダムを装着し，髄室開拡後，歯頸線より1〜2mm下に掘り下げ，根管口部をセメント裏層する

4 37％リン酸で15秒間エッチングし水洗・乾燥する．つぎに，練和したペーストを髄室内に塗布する

5 ストリップを介して3分間光照射を行う．この操作を3回繰り返す．洗浄・乾燥後，滅菌乾燥小綿球を髄室に入れてセメント仮封し帰宅させる

6 5回の来院，計15回漂白を行った．さらに漂白2週間後に，髄室をコンポジットレジンで修復した

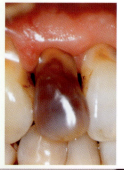 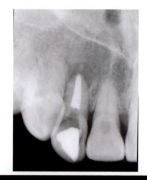
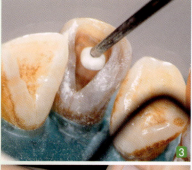 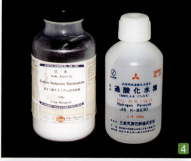
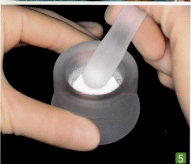 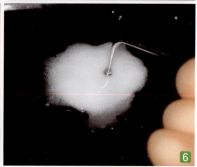
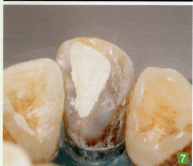 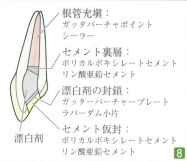
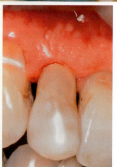

### 3 失活歯のウォーキングブリーチング

1 失活による変色（58歳の男性）

2 エックス線写真で緊密な根管充填を確認する

3 歯頸線下の上部根管の根管充填材を除去し，その上をセメントで封鎖する

4 漂白剤は過ホウ酸ナトリウムと30％過酸化水素を用いる

5 乳鉢と乳棒で過ホウ酸ナトリウムを磨り潰す

6 ガラス練板とプラスチックスパチュラで粉液を混ぜ「硬ねり状」の練和泥を調製する

7 練和泥を髄室，とくに唇側の髄室壁に塗布し，セメント仮封する

8 ウォーキングブリーチングの唇-舌的縦断面．歯根側および開拡部をセメントで緊密に封鎖することが良好な漂白効果を得るポイントである

9 術後．漂白後3週間経過，くさび状欠損も含めコンポジットレジン修復を行った

14 歯のホワイトニング

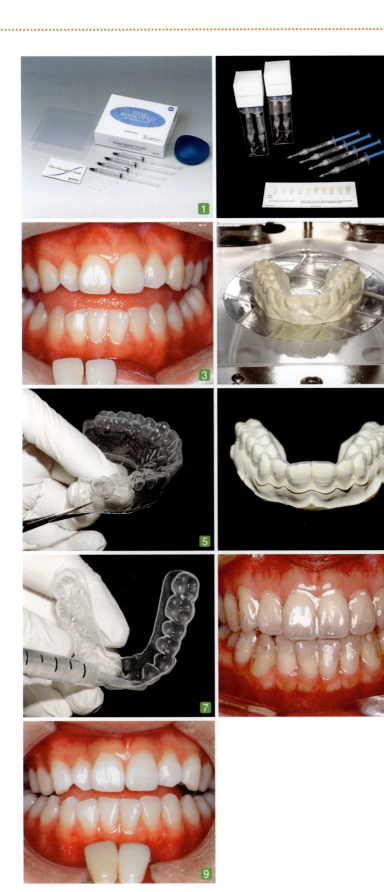

4 ホームブリーチング

1, 2 ホームブリーチングのシステム例

3 歯の「黄ばみ」を主訴に来院した（20歳，女性）
4 バキュームフォーマーでトレー用シートを加熱軟化し，バキューム吸引と上からの圧接によってシートを加圧成形する
5 冷却硬化後，シートを模型から外して余剰部をトリミングする
6 完成したトレー．歯頸線の位置，唇面スペース（レザボア）の設置およびどの歯まで覆うかは症例や術者の判断に委ねられる
7 患者自身がトレーに漂白ジェルを適量挿入する
8 口腔内にトレーを装着し，家庭や職場などで適当な時間漂白する．通常1～2か月で十分な効果が得られ，この間，週に1回程度来院させて経過を観察する
9 ホームブリーチングによりA3.5程度の歯の色がA1～A2に改善した

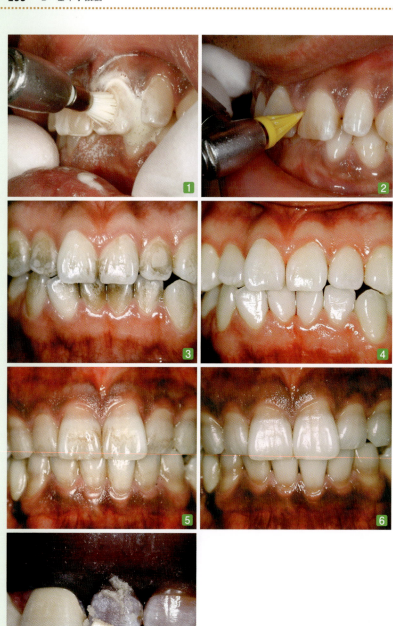
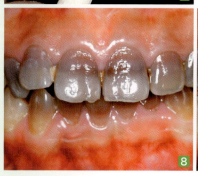
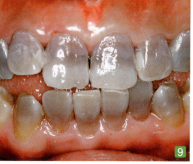

## 5 PTC およびエナメルマイクロアブレージョン

1 ブラシ，カップなどと研磨ペーストを用いて歯の表面の着色を除去する．これらを用いる場合は，2,000回転/分以下とする

2 隣接面，歯間に用いるカップやブラシもある

3 ウーロン茶を嗜好する28歳の女性の前歯の着色．PTCにより除去できる

4 微粒子噴射（エアポリッシング）とブラシ，カップを用いて清掃，研磨した

5 喫煙者の男性の前歯にタバコやお茶によると思われる着色をみる

6 エアポリッシング，ブラシ，カップで着色が除去できた

7 クロール法（18％塩酸とパーミス粉を混合したものをカップまたは木片につけて微小に表面を削除する）によるエナメルマイクロアブレージョン

8 重度のテトラサイクリン変色歯でポーセレンベニアにて変色を改善することにしたが，その前にエナメルマイクロアブレージョンにて変色の改善をはかることにした

9 上下顎前歯部におのおの3回ずつエナメルマイクロアブレージョンを施した．この後，ポーセレンベニア修復した

14 歯のホワイトニング **107**

## 6 コート材の塗布

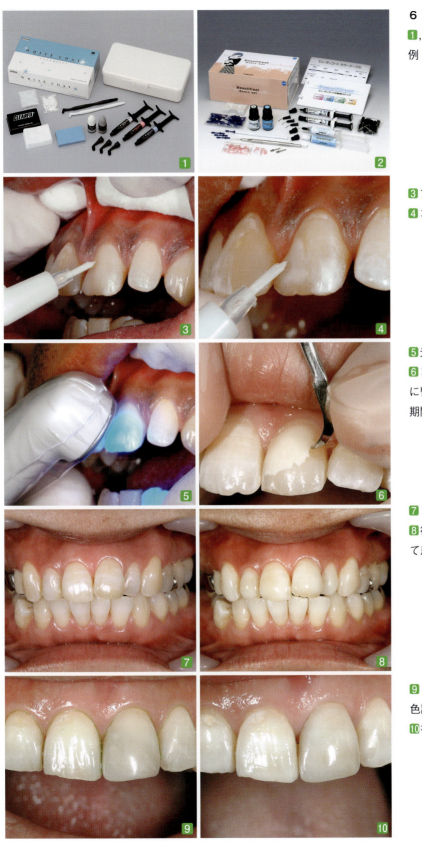

1, 2 コート材のシステム例

3 プライマーの塗布
4 コート材の塗布

5 光照射
6 コート材の塗布は基本的に暫間処置であり，所定の期間が終了した後撤去する

7 コート材の塗布前
8 術後．暫間的な処置として患者には十分に説明する

9 コート材による修復物の色調改善への使用例（<u>1</u>）
10 術後

# 15- 知覚過敏の処置

**学習のポイント**
1. 象牙質知覚過敏症の各処置法とその特徴を理解する
2. 象牙質知覚過敏症の各処置法の基本術式を習得する

## 1）特　徴

### 適応症
象牙質面が露出し，象牙細管が開口することで，露出面への機械的刺激や温度刺激により痛みを生じる症例．

### 禁　忌
辺縁性歯周炎や歯肉炎の症状が顕著な症例での象牙質被覆や象牙細管封鎖．
咬合高径が低下している症例での咬合調整．

### 利　点
歯の切削を伴わない可逆的で簡便な処置が多い（咬合調整と抜髄を除く）．
象牙細管封鎖処置は，即効性が期待できる．

### 欠　点
象牙細管封鎖処置は持続的な効果が得られない場合がある．
発症に多数の要因がかかわっていることがあるため，単独では処置効果が不十分な場合がある．
象牙質被覆や象牙細管封鎖では，被覆材料や封鎖薬剤の歯肉溝や歯肉への漏出による疼痛や歯肉炎に注意が必要である．

### 分　類
(1) 象牙質の露出や象牙細管開口に対する処置
　　プラークコントロール：ブラッシング指導，フッ化物歯面塗布，フッ化物含有歯磨剤
　　咬合調整
　　コンポジットレジン修復またはグラスアイオノマーセメント修復
　　象牙質被覆・象牙細管封鎖：レジンコーティング，薬剤塗布（シュウ酸カリウム含有材料，グルタールアルデヒド含有材料など）

(2) 知覚亢進への対応
　　レーザー照射，鎮痛薬の処方，抜髄

## 2）手　順

症状が一過性で軽微な場合，象牙質の露出と象牙細管の開口を起こす要因の排除として，プラークコントロールや必要に応じて過高補綴物などの咬合調整，くさび状欠損などの欠損部修復を行う．また，摂食障害をきたすなどの中等度の症状の場合，露出象牙質や象牙細管の封鎖や被覆を行う．さらに症状が悪化した場合や不可逆性歯髄炎への移行が疑われる場合（強度の一過性冷温水痛や持続性冷温水痛，自発痛の発現など）は，鎮痛薬の投与や歯髄除去（抜髄）を行う．

15 知覚過敏の処置 **109**

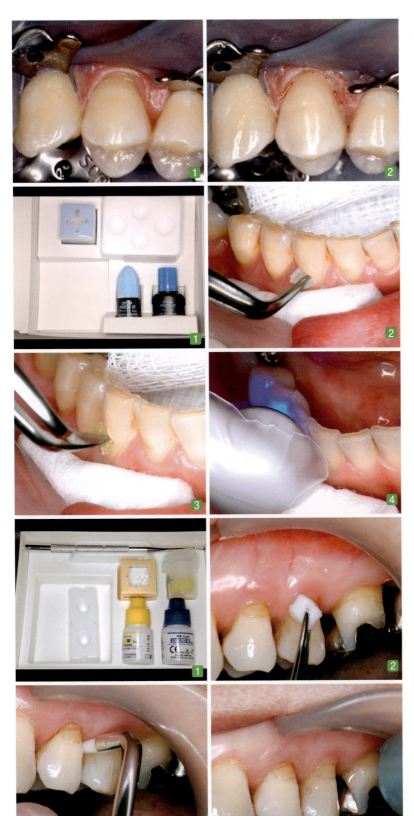

## 基本術式

### 1　コンポジットレジン修復
1 術前
2 術後

### 2　レジンコーティング
1 ボンディングシステムの例
2 歯頸部の象牙質が露出した部分にプライマーを塗布

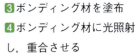

3 ボンディング材を塗布
4 ボンディング材に光照射し，重合させる

### 3　薬物療法：シュウ酸カリウム含有材料の塗布
1 使用したシステム
2 薬剤をこすりながら患部に塗布する

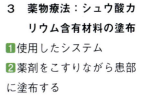

3 歯間部への塗布
4 塗布後に水洗する

# 16- 再装着

B 基本手技編

**学習のポイント**
1. 再装着の可否を理解する
2. 再装着の利点・欠点を理解する
3. 再装着の手技を習得する

## 1）特　徴

### 🔵 再装着を検討する症例
脱落の原因が，保持形態のわずかな不足による場合
脱落した修復物の窩洞への適合が良好
歯髄反応が正常
歯周組織に異常がない
患者が再装着を希望している

### ⚡ 再装着が困難な症例
窩洞または周囲にう蝕や破折がある
脱落した修復物の適合が不良である
脱落した修復物の損耗が著しい

### 🔺 利　点
処置が1回ですむ
新たに歯質を削除する必要がない
患者の経済的負担が少ない

### ⛰ 欠　点
可否の判断に熟練を要する
安易に行うと，再度脱落する危険があるだけでなく，う蝕の進行や歯の破折，歯髄障害といった，さらに重篤な疾患を引き起こす可能性がある

## 2）手　順

①口腔内および脱離修復物の検査
②窩洞内面の残存セメントの除去および清掃
③窩底部にう蝕があれば除去し，必要があれば歯髄保護を行う
④修復物内面の残存セメントの除去および清掃
⑤修復物の試適，必要があれば調整し仕上げ研磨
⑥修復物の再装着

## 3）使用器具・器材

①修復物適合検査材（フィットチェッカーなど）
②マイクロサンドブラスター
③インレー・クラウンセッター
④合着または接着材
⑤修復物処理材（金属用プライマー，シランカップリング材など）
⑥コンタクトゲージ
⑦咬合紙

16 再装着 **111**

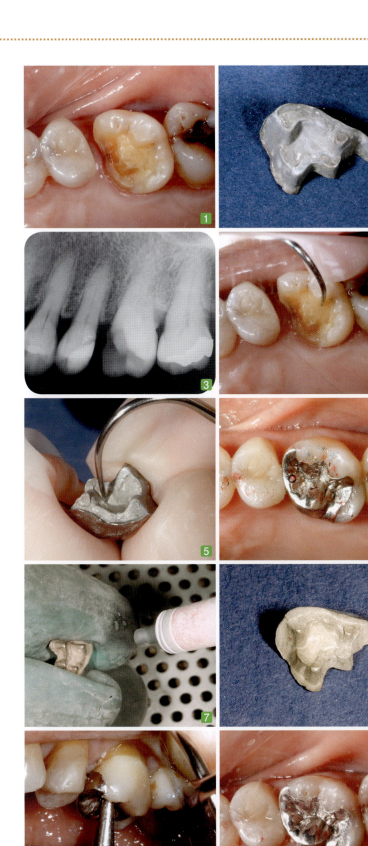

### 基本術式

**1** インレーの脱落．軽度の冷水痛があるが，自発痛，温熱痛，打診痛はない．電気診は正常である
**2** インレー体の内面．セメントの残存が認められる
**3** エックス線写真でう蝕がないか必ず確認する
**4** 患歯を清掃し，残存セメントを探針などで除去する．強固な付着セメントの除去には，超音波スケーラーの使用が有効である

**5** インレー体内面の残存セメントも歯面と同様に除去し，超音波洗浄を行う
**6** インレー体を試適して辺縁適合状態，隣在歯との接触関係，咬合関係を確認し，必要があれば調整を行う

**7** インレー体内面のアルミナサンドブラスト処理
**8** サンドブラスト処理面はつや消しの状態になる

**9** 再装着は通法に従った合着操作を行う
**10** 再装着後

# 17 − 患者・患歯の管理

**学習のポイント**

1. リコールによる術後管理の必要性を理解する
2. リスク評価を含めたリコール時の診察・検査手順を習得する
3. リスク評価にもとづいた術後管理の方法を習得する
4. 修復物の術後経過に影響する要因を理解する
5. 術後管理時の修復物の診察・検査方法を習得する
6. 修復物の術後管理方法を習得する

## 1 − 管理の基本

### 1）術後管理の必要性（表 17-1）

　歯科の主要疾患であるう蝕や歯周病では，さまざまな生活習慣が発症の重要な誘因となっており，病変の治療や修復処置の終了後も，原因となる細菌が常在菌として残存している．このため，患者自身によるセルフケアと，定期的なリコールによるセルフケアの達成状況を含めたう蝕や歯周病のリスクファクターの再評価およびプロフェッショナルケアなどのメインテナンスが必要になる（図 17-1）．

　また，修復物に関しては，修復材料自体に内在する欠陥や経年劣化，長期的な咬合圧による修復物と歯質との接合部分の経年劣化，残存歯も含めた加齢などによる歯肉退縮が起こるため，定期的な経過観察と追加処置が必要になる．

### 2）リコール時の診察・検査

　リコール時には，う蝕や歯周病を中心としたリスクファクターと修復物や残存歯の再評価を行う（表 17-2, 3）．

### 3）術後管理の方法

　リコール時の検査の結果，患者自身によるセルフケアが不良である場合，セルフ

表 17-1　術後管理の目的

1. 病変の発生および再発の防止
   う蝕と歯周病を中心とした口腔内の病変に対するリスクファクターの再評価
   カリエスリスク低減処置の実施（ブラッシング指導，PTC，再石灰化療法など）
2. 修復物および残存歯のメインテナンス
   修復物および残存歯の再検査と再評価
   必要な追加処置の実施（補修，再修復，抜髄，感染根管治療など）

## 表 17-2 リコール時の診察項目

| | | |
|---|---|---|
| 1．医療面接 | 1）自発痛の有無<br>2）誘発痛の有無<br>3）その他の自覚症状の有無 | |
| 2．視診・触診・歯髄診・エックス線検査<br>（歯周病のリスク評価を含む） | 1）口腔清掃状態 | プラーク付着の状態（歯垢染色液による染め出し）<br>歯石沈着の状態 |
| | 2）歯肉の状態 | 歯肉の炎症状態（腫脹・発赤など）<br>歯肉退縮 |
| | 3）歯と修復物の状態 | 修復物の変色，腐食，摩耗，破折，脱落<br>二次う蝕<br>残存歯質の破折<br>修復物の辺縁適合性<br>歯髄反応（電気診・温度診） |
| 3．カリエスリスクの検査 | 1）唾液緩衝能<br>2）唾液分泌量<br>3）唾液中の *mutans streptococci* 数<br>4）唾液中の *lactobacilli* 数<br>5）食事回数<br>6）フッ化物利用状況 | |

## 表 17-3 検査項目ごとの評価

| 項 目 | | 良 好 | 要注意 | 要治療 |
|---|---|---|---|---|
| 1．口腔清掃状態 | プラーク付着の状態（歯垢染色液による染め出し） | な し | 少ない | 多 い |
| | 歯石沈着の状態 | な し | 少ない | 多 い |
| 2．歯肉の状態 | 歯肉の炎症状態（腫脹・発赤など） | な し | 軽 度 | 重 度 |
| | 歯肉退縮 | な し | 軽 度 | 重 度 |
| 3．歯と修復物の状態 | 修復物の変色，腐食，摩耗，破折，脱落 | 異常なし | 軽度の異常 | 重度の異常 |
| | 二次う蝕 | な し | 軽 度 | 重 度 |
| | 残存歯質の破折 | な し | | あ り |
| | 修復物の辺縁適合性 | 良 好 | 軽度ギャップ | 不 良 |
| | 歯髄反応（電気診・温度診） | 異常なし | 可逆性 | 不可逆性 |

ケアの重要性を再度理解させたうえで，清掃不良部位を中心にブラッシング指導を行う（図17-2）．また，必要に応じてスケーリングなどによる歯石やプラークの除去，歯面研磨などのPTCを実施する（図17-3, 4）．患者のカリエスリスクが高い場合（唾液緩衝能が低い場合，唾液量が少ない場合，う蝕原性細菌が多い場合など）には，具体的なリスクファクターについて理解させたうえで，間食回数の制限や抗菌性含嗽剤の使用，フッ化物歯面塗布などの再石灰化療法を行い，リスクの低減をはかる（図17-5）．さらに，残存歯や修復物の評価結果により，必要に応じて新たな修復処置なども順次実施していく．

なお，定期的なリコールの際には，自覚症状がない場合が多いため，リコールによる術後管理の必要性を患者に理解させ，動機づけを行うことが非常に重要である．

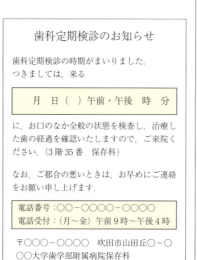

図 17-1　リコールはがきの例

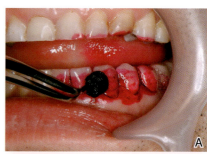
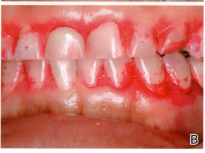

図 17-2　歯垢染色の術式
A．歯垢染色液の塗布
B．歯垢染色液塗布および含嗽後の染色された歯垢

### 4）リコール間隔

　病変の処置の終了後は，セルフケアの達成状況や口腔内のう蝕や歯周病についてのリスクファクターの変化を正しく評価するため，1〜2か月間隔のリコールを開始する．その後はセルフケアの状態やリスクファクターの変化により，リコール間隔を決定する．

　セルフケアが不良な場合やカリエスリスクが高い場合，根面露出や咬耗などにより象牙質露出が多い場合は，リコール間隔を短くするが，セルフケアの改善やカリエスリスクの低下がみられる場合は，リコール間隔を長くする．こうした場合，3か月程度から長い場合6か月程度まで，リコール間隔を延長する．

### 5）使用器材・薬剤
　①歯垢染色液
　②フッ化物歯面塗布製剤

## 2- 修復の術後経過と管理

### 1）修復物の術後経過に影響する要因

　修復物の術後経過や寿命に影響する要因としては，①口腔内環境，②残存歯質の抵抗形態，③術者の技術，④修復材料の特性があげられる（**表 17-4**）．すなわち，修復物は，材料自身の特性や内在する欠陥，唾液などによる加水分解，長期にわた

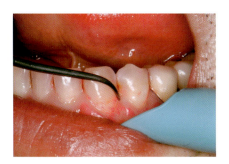
図17-3　スケーリング

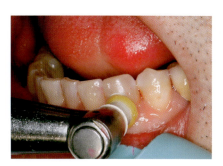
図17-4　歯面研磨

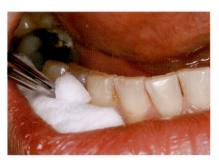
図17-5　フッ化物歯面塗布

る咬合圧によって，修復物自身の物理的劣化（亀裂，破折など）や化学的劣化（変色，腐食など），修復物と歯質との接合部分の劣化による辺縁封鎖性の低下を生じる．そして，口腔内環境の悪化により常在菌であるう蝕原性細菌の沈着や辺縁漏洩が生じ，二次う蝕や歯髄炎，歯髄壊死につながる．

### 2）修復物の術後検査法

修復後のリコール時には，口腔内のリスク評価（セルフケアおよびカリエスリスクの評価）と修復物の再評価を実施する．修復物の再評価時の検査項目としては，問診による自覚症状の有無の確認や，視診と触診による修復物の状態（変色，腐食，摩耗，破折，脱落）の確認（図17-6），視診やエックス線検査による二次う蝕の有無，温度診（図17-7）や電気診（図17-8）による歯髄診断，辺縁適合性の評価（図17-9）があげられる（表17-2）．

### 3）修復物の術後管理方法

口腔内のう蝕原性細菌は常在菌であることから，修復物の術後管理ではう蝕の再発や二次う蝕の発生を防止するために，口腔内のカリエスリスクを評価したうえで，必要に応じてブラッシング指導やPTC，再石灰化療法などのカリエスリスク低減処置を行う．

修復物の再評価結果により，問題が認められた場合は，それに対応する処置を行う．

表 17-4　修復物の術後経過に影響する要因

| 1．口腔内の環境 | 口腔清掃状態（プラークコントロールの状態）<br>カリエスリスク（唾液量，唾液緩衝能，細菌数など）<br>歯周病の状態（歯肉の発赤・腫脹，歯槽骨の吸収状況）<br>咬合性外傷の有無や長期間にわたる咬合圧 |
|---|---|
| 2．残存歯質および修復物の抵抗形態 | 残存歯質の菲薄部分の有無（遊離エナメル質の有無など）<br>修復物の菲薄部分の有無 |
| 3．術者の技術 | |
| 4．材料の特性 | 修復物の経時的な劣化（吸水による加水分解など）<br>縁端強さ |

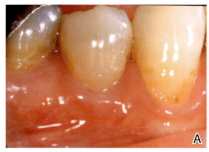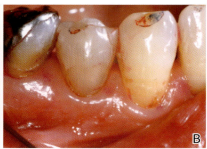

図 17-6　修復物の術直後と術後経過
　A．|4 頬側歯頸部修復直後　B．修復後 2 年 7 か月（修復物の着色が認められる）

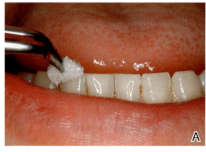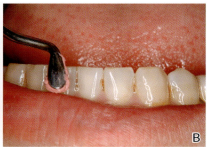

図 17-7　温度診
　A．冷却材による冷刺激　B．仮封材（テンポラリーストッピング）の加熱による温刺激

具体的には，修復物の変色，腐食，摩耗，破折，脱落，辺縁部のギャップや変色，二次う蝕が認められた場合は，軽度では，カリエスリスク低減処置を講じたうえで，経過観察するが，自覚症状がある場合や経時的に状態が悪化していく場合は，修復物の当該部分を削除した部分的再修復や修復物全体の除去による再修復を行う．また，問診および温度診や電気診による歯髄診断の結果，自発痛や持続的誘発痛が認められ，不可逆性歯髄炎が疑われる場合は，抜髄処置と補綴処置を行う．さらに，歯髄診断の結果，歯髄壊死が認められた場合は，感染根管治療と補綴処置を行う．

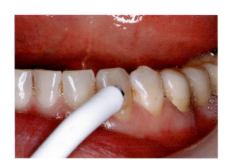 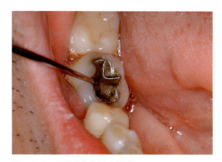

図 17-8　電気診

図 17-9　辺縁適合性の評価
視診による修復物辺縁部の破折や変色の有無の確認，探針による修復物の辺縁部の触診を行う

## 4）使用器材・薬剤
①温度診用冷却材
②仮封材
③電気歯髄診断器

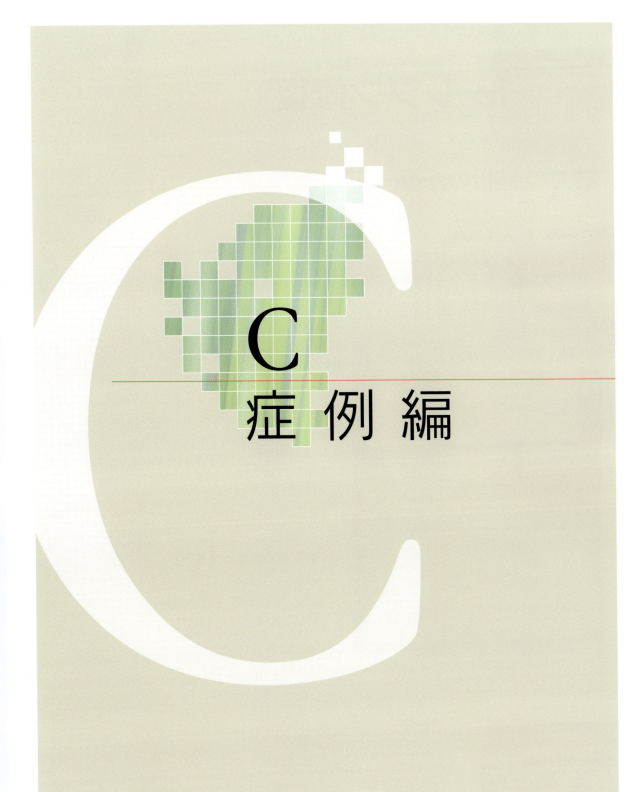

# C 症例編

# 1 - レジン修復

## 1 切端破折の修復

### 治療のポイント

1. レジン修復の適応を理解する
2. レジン修復の利点，欠点を理解する
3. レジン修復の手技を習得する

### 症例

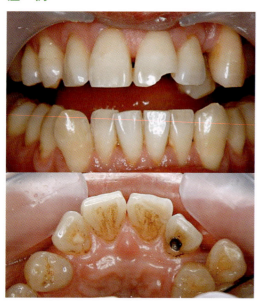

36歳の男性，会社員
主訴：|1の歯が欠けたのでもとどおりにして欲しい

#### 1）情報収集

　顔面外傷時に|1を破折した．当初，冷水痛があったが，現在はない．顔面部の外傷部が治癒してきたので歯科に来院
既往歴：なし
家族歴：特記事項なし

全身状態：良好
局所状態：
　視　診：|1切端の遠心部に実質欠損がある．切端方向からミラーでみると象牙質が露出している．唇側よりも舌側のほうが欠損は大きい
　触　診：露出象牙質の擦過痛は認めない
　　　　　表面は粗雑になっている
　電気診：正常に反応
エックス線検査：切端の欠損はあるが歯根，根尖部付近，歯槽骨には異常はみられない

#### 2）問題の抽出

M1：切端破折
M2：口腔衛生状態
P1：審美障害

#### 3）初期計画の立案

＃1：プラークコントロール
＃2：コンポジットレジン修復

#### 4）使用器材

① ダイヤモンドポイント
② ボンディング材
③ コンポジットレジン
④ プラスチックマトリックス
⑤ 光照射器
⑥ 研磨用ポイント
⑦ 研磨用ディスク

1 レジン修復　**121**

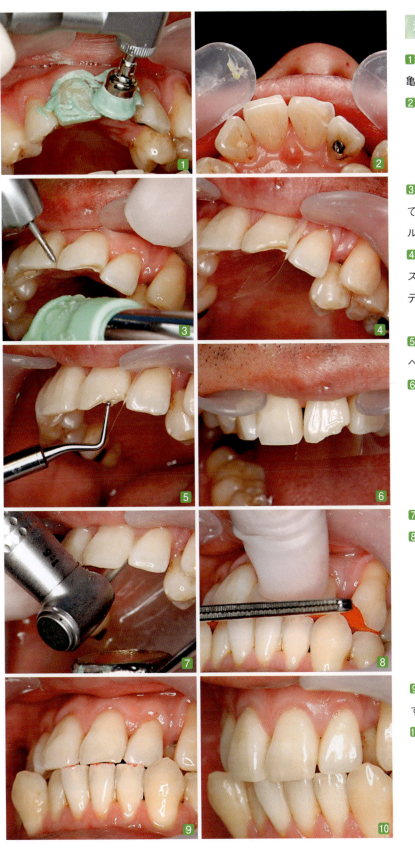

### 治療の手順

1. 歯の表面を研磨し，再度亀裂などの有無を確認
2. 研磨終了時
3. ダイヤモンドポイントにて表層を少し切削し，ベベルをつける
4. プラスチックマトリックスを歯間部に挿入し，ボンディング操作を行う
5. 器具にて象牙質部分にペーストを運ぶ
6. 象牙質相当部分の築盛
7. 形態修正
8. 咬合のチェック
9. 切端での咬合をチェックする
10. 修復の完成

# 2 正中離開の改善

## 治療のポイント

1．レジン修復の適応を理解する
2．レジン修復の利点，欠点を理解する
3．レジン修復の手技を習得する

### 症 例

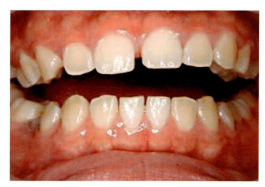

20 歳の女性，学生
主訴：上の前歯が開いているので気になる

### 1）情報収集

上顎中切歯間に隙間がある．中学生のときから気になりだしたが，それ以前の記憶はない．
既往歴：なし
家族歴：特記事項なし
全身状態：良好
局所状態：
　視　診：1|1 間に間隙がある
　触　診：両歯とも動揺なし
エックス線検査：歯冠，歯根，根尖部付近，歯槽骨には異常は見られない

### 2）問題の抽出・分析

M1：歯間離開
M2：乳歯の晩期残存
P1：審美障害

### 3）初期計画の立案

＃1：矯正歯科治療
＃2：コンポジットレジン修復
矯正歯科ならびに患者と相談の結果，コンポジットレジン修復と決定

### 4）使用器材

①ダイヤモンドポイント
②ボンディング材
③コンポジットレジン
④プラスチックマトリックス
⑤光照射器
⑥研磨用ポイント
⑦研磨用ディスク
⑧研磨用ストリップ

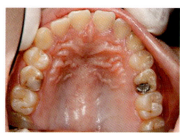

乳歯が残存している

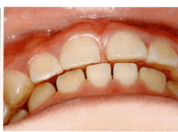

咬合すると前歯部にはスペースがあった

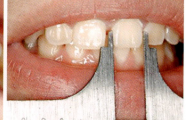

歯冠幅径は両前歯とも同じであった

1 レジン修復 **123**

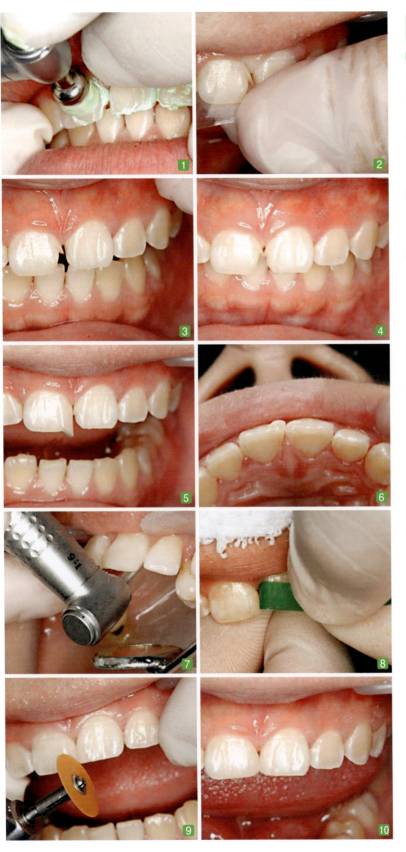

### 治療の手順

**1** 歯の表面を研磨し，再度表面の状態ならびに色を確認．歯頸1/3が不透明であった
**2** プラスチックマトリックスにて隔壁をする

**3** 歯頸部にオペーク色のコンポジットレジンを使用する
**4** 両方の中切歯の歯頸部のオペーク部完成

**5** スタンダード色のコンポジットレジンを積層する
**6** オーバーしたコンポジットレジンの咬合面観

**7** 形態修正を行う
**8** 研磨用ストリップにて隣接面を研磨

**9** ディスクを用いて研磨
**10** 修復の完成

# 3 歯頸部の修復

### 治療のポイント

1. レジン修復の適応を理解する
2. ミニマルインターベンションを理解する
3. レジン修復の手技を習得する

### 症例

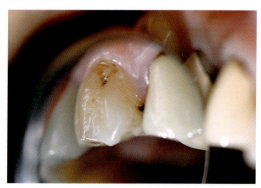

42歳の女性，主婦
主訴：3唇面歯頸部の変色による審美障害

### 1）情報収集

患者は1か月前から歯頸部の変色に気付いていたが，自発痛および誘発痛がなかったので放置していた．
既往歴：なし
家族歴：特記事項なし
全身状態：良好
局所状態：
　視　診：唇面歯頸部（遠心側）に長径2mmの茶褐色の実質欠損がある．また，遠心隣接面接触点下には長径2mmの楕円形をした茶褐色の実質欠損を認める
　触　診：実質欠損部の擦過痛は認めない

電気診：正常に反応
エックス線検査：遠心隣接面にエナメル象牙境からわずかに象牙質に及ぶ透過像を認める

### 2）問題の抽出・分析

M1：浅在う蝕
M2：エナメル質形成不全
M3：口腔清掃状態
P1：審美性の重視

### 3）初期計画の立案

＃1：ミニマルインターベンション（MI）の
　　　概念にもとづく治療計画
　　　　　歯質の削除量を最小限に留める
　　　　　接着性修復材料を選択する
＃2：コンポジットレジン修復

### 4）使用器材

①ダイヤモンドポイント
②ボンディング材
③コンポジットレジン
④プラスチックマトリックス
⑤光照射器
⑥研磨用ポイント
⑦研磨用ディスク
⑧研磨用ストリップ

1 レジン修復 125

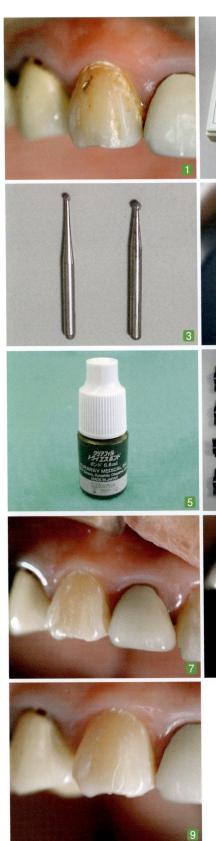
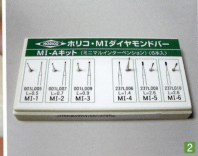
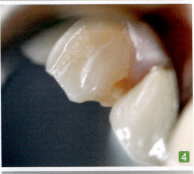
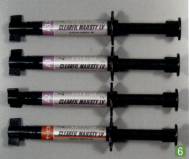
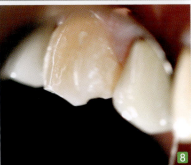
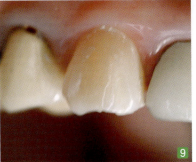

### 治療の手順

**1** 術前（唇面観）

**2** う窩の開拡と窩洞形成に使用するMIのために考案されたダイヤモンドポイント

**3** 従来のダイヤモンドポイント（右）とMI用ダイヤモンドポイント（左）．ダイヤモンドポイント頭部が小さくなっているのと，ネック部が細く，若干長くなっている

**4** 罹患歯質の除去と窩洞形成が完成

**5** オールインワンアドヒーシブタイプのボンディングシステム．隣接面部ではボンディング材が接触点部に残らないように注意が必要である

**6** 今回使用したフロアブルレジン．歯頸部にはサービカルを，遠心隣接面部にはA2を用いた．隣接面部はポリエステル製ストリップを隔壁として用いる

**7** レジン填塞後，光照射を行う

**8** 余剰レジンの除去

**9** 仕上げ研磨終了後（唇面観）

## 4 臼歯部の修復

### 症例1

#### 治療のポイント

1. レジン修復の適応を理解する
2. レジン修復の手技を習得する
3. 周辺器材の使用法を習得する

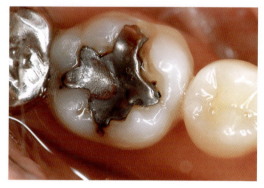

56歳の男性
主訴：奥歯の詰めものの間に，舌で触るとギャップを感じる

#### 1）情報収集

高校生のころに，う蝕を指摘されてメタルインレー修復を受けた．その後，良好に経過していたものの，最近になって修復物周囲のギャップが気になるようになった．
既往歴：特記事項なし
家族歴：特記事項なし

局所状態：
視　診：6の咬合面に辺縁が不適合なメタルインレーが装着されている．
温度診：冷水に一過性の痛みは生じるが，他の歯髄症状は認められない．

#### 2）問題の抽出・分析

M1：不適合修復物
P1：歯冠色による修復を希望

#### 3）初期計画の立案

#1：メタルインレーを除去し，咬合面をコンポジットレジンで修復

#### 4）使用器材

臼歯部のコンポジットレジンで使用する一般的な器材を以下に示す．
①MI用ダイヤモンドポイント
②ラウンドバー（コントラアングル用）
③スプーンエキスカベータ
④ラバーダム防湿セット
⑤形態修正用カーバイトバー
⑥研磨用シリコーンポイント

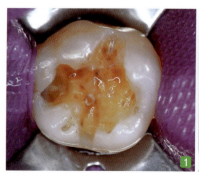
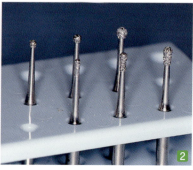

#### 治療の手順

1 ラバーダム防湿を行い，メタルインレーを除去する
2 コンポジットレジン修復用に開発されたダイヤモンドポイント

1 レジン修復　127

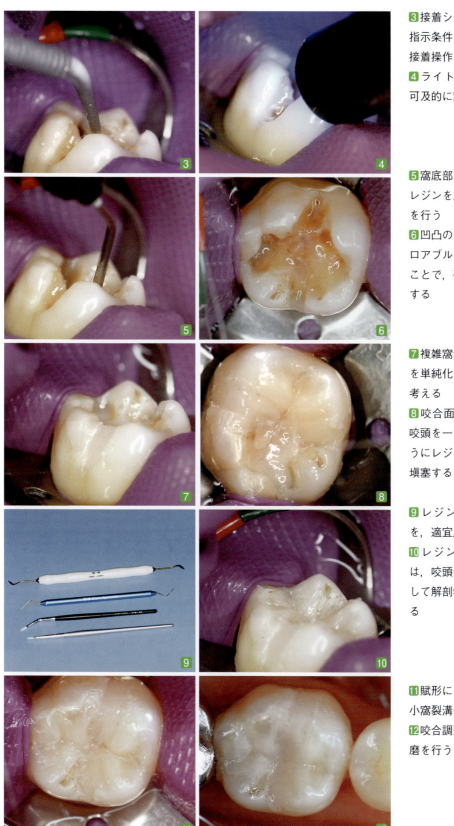

③接着システムのメーカー指示条件に従って，確実に接着操作を行う
④ライトチップの先端は，可及的に窩洞に近接させる

⑤窩底部には，フロアブルレジンを用いてライニングを行う
⑥凹凸のある窩底部を，フロアブルレジンで一層覆うことで，確実な接着を期待する

⑦複雑窩洞では，窩洞形態を単純化することを第一に考える
⑧咬合面における塡塞は，咬頭を一つずつ塡塞するようにレジンペーストを積層塡塞する

⑨レジン充塡器や筆などを，適宜用いる
⑩レジンペーストの塡塞は，咬頭の内斜面を指標にして解剖学的形態を付与する

⑪賦形においては，とくに小窩裂溝の走行に配慮する
⑫咬合調整および仕上げ研磨を行う

## 症例2

### 治療のポイント

1. レジン修復の適応範囲の拡大を理解する
2. 複雑窩洞におけるレジン修復の手技を習得する
3. 隔壁法を含めた前準備処法を習得する

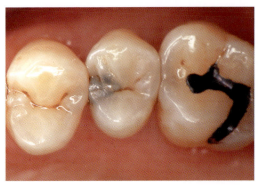

62歳の男性
主訴：冷たいものがしみるようになってきた．

### 1）情報収集

この数年間，歯科医院を訪れていなかったが，冷たいものがしみるようになったので受診することにした．
既往歴：特記事項なし
家族歴：特記事項なし
局所状態：
　視　診：|5の咬合面から，隣接面う蝕の存在が疑われる．
　温度診：冷水に一過性の痛みを生じる．
　触　診：デンタルフロスを用いた隣接面部の触診で，明らかな粗糙感を認める．

### 2）問題の抽出・分析

M1：象牙質う蝕
M2：冷水敏
P1：歯冠色修復の希望

### 3）初期計画の立案

#1：う蝕病巣の除去，隔壁およびコンポジットレジン修復

### 4）使用器材

2級複雑窩洞に用いる器具
①コンタクトマトリクス
②ウエッジ
③バイタイリング
④フォーセップス

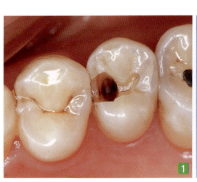
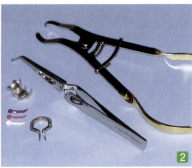

### 治療の手順

**1** う窩の開拡に引き続き，う蝕病巣を除去する．低速回転のラウンドバーとスプーンエキスカベータを用いる．着色した硬化象牙質が残留している

**2** 2級窩洞修復で用いる隔

1 レジン修復 **129**

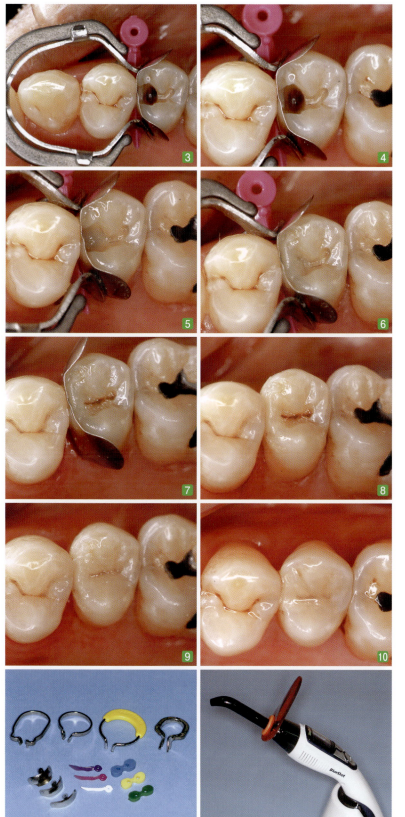

壁システム
**3** 確実な隔壁を行うと同時に，歯間分離を行う
**4** 隔壁を行うにあたって，マトリクスの歯肉側壁の適合性は重要となる

**5** フロアブルレジンを窩底部に塡塞することによって，確実な適合性を得る
**6** 複雑窩洞を単純化するために，隣接面部から塡塞を開始する

**7** 隣接面の塡塞を終えたら，リングを除去して咬合面へのレジンペーストの塡塞を行う
**8** 小臼歯の場合でも，頰側と口蓋側の咬頭別にレジンペーストを積層する

**9** 咬頭傾斜を意識しながら解剖学的形態を付与する
**10** 形態修正とともに仕上げ研磨を行う

**11** 臼歯部の2級窩洞コンポジットレジン塡塞に使用される隔壁システム
**12** ボンディングならびにコンポジットレジンを硬化させるために用いられるLED照射器

## 5 補　修

**治療のポイント**

1. 補修修復の可・不可を判断する
2. 補修修復後の形態や審美性について予測する
3. コンポジットレジンと修復材料との接着技法を習得する
4. インフォームドコンセントの重要性を認識する

### 症例 1

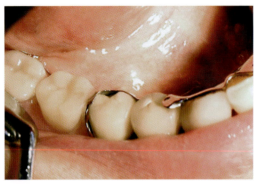

58歳の女性，主婦
主訴：5｜部分床義歯レスト部分の陶歯破折

#### 1）情報収集

部分床義歯を装着して半年後，5｜の咬合面の舌感異常を訴えて来院した．食事中に硬いものが挟まったとのことである．その部位以外では義歯ならびに陶材焼付冠の現状に満足している．
全身状態：特記事項なし
咬合状態：下顎の欠損歯は7 6｜5 6 7で，5 4｜4にはレスト座が施されている．対合歯はブリッジその他の修復処置がなされており，｜2以外に欠損歯はない．咬合関係は正常と判断された．
嗜好食品：歯ごたえのあるものが好きである．
局所状態：
　視　診：5｜には陶材焼付冠が装着されており，遠心舌側面のレスト座部分に陶材の破折を認める．陶材冠のマージン部の適合性は良好である．
　触診・打診：動揺は生理的動揺の範囲で，打診痛はない．
エックス線検査：5｜は適切な根管充填がなされており，根尖病巣は認められない．軽度の歯槽骨吸収を認めた．

#### 2）問題の抽出・分析

M1：陶歯の破折
M2：義歯床との適合性
M3：咬合関係
P1：嗜好食品に対する注意
P2：既存修復物の満足度
S1：再修復に対する費用

#### 3）初期計画の立案

＃1：咬合関係と粘膜面と義歯床との適合性の検査
＃1：コンポジットレジンによる破折部位の補修修復

補修修復部位と義歯床との適合性をはかる．破折部位周囲の亀裂などの有無を確認する．
＃2：咬合調整

#### 4）使用器材

① ダイヤモンドポイント
② シラン処理剤
③ 咬合紙
④ 形態修正用ポイント
⑤ コンポジットレジン調整・研磨具

1 レジン修復　**131**

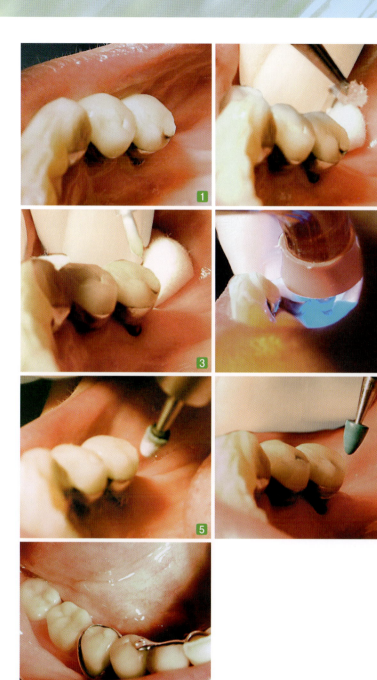

### 治療の手順

1. シェード選択後，ダイヤモンドポイントによる破折部の表層削除と保持形態の付与
2. シラン処理．切削片がある場合には接着面のリン酸エッチング後，シラン処理
3. 乾燥後，ボンディング材塗布
4. コンポジットレジン塡塞と光照射

5. 咬合調整．本症例では対合歯との過強な接触点をなくすためにレスト座部分を一部削除
6. 調整と研磨
7. 部分床義歯の装着

## 症例2

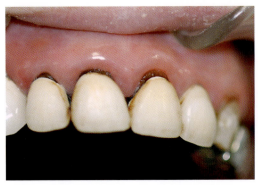

50歳，女性，主婦
主訴：21|1 陶材焼付冠マージン部の着色による審美障害

### 1）情報収集

　患者は4～5年前から，歯頸部の着色が気になっていたという．とくに，|1 の凹窩が気になっていたが，痛みもないので放置していた．現在の補綴物に満足しており，除去することなく治したいとの要望である．
全身状態：特記事項なし
咬合状態：咬合関係は正常と判断された
局所状態：
　視　診：陶材焼付冠のマージン部分に辺縁性二次う蝕が認められ，その部分は着色とともに歯垢が観察された
　触診・打診：動揺は生理的動揺の範囲で，打診痛はない
エックス線検査：|1 は適切な根管充塡がなされており，根尖病巣は認められない．軽度の歯槽骨吸収を認めた

### 2）問題の抽出・分析

M1：辺縁性二次う蝕
M2：加齢に伴う歯肉の退縮
M3：審美性
P1：既存修復物の満足度と患者の要望
S1：再修復に対する費用

### 3）初期計画の立案

#1：コンポジットレジンのレイヤーリングによるマージン部の補修修復
#2：陶材焼付冠との色の調和をはかる

### 4）使用器材

①ダイヤモンドポイント
②歯肉排除用綿糸
③サービカルマトリックス
④接着システム
⑤オペーク用レジン
⑥コンポジットレジン調整・研磨具

1 レジン修復　133

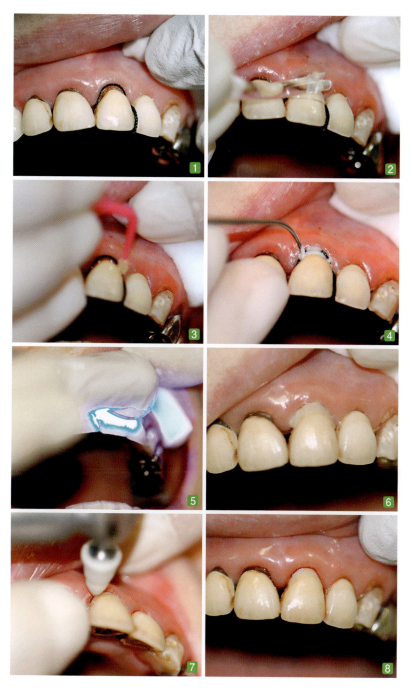

治療の手順

1 シェード選択後，歯肉排除
2 窩洞形成後，サービカルマトリックスを試適
3 修復物のシラン処理も含めた接着操作を行う
4 オペーク用レジンの塡塞
5 光照射
6 コンポジットレジン塡塞
7 形態修正および研磨
8 補修の完成

# 2-インレー修復

## ❶ レジンインレー修復

### 治療のポイント

1. 修復の操作手順と特徴を理解する
2. レジンコーティング法の特徴を理解する
3. レジンセメントによる接着技法を習得する

### 症　例

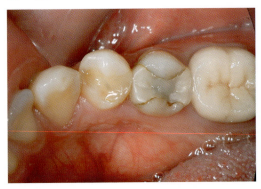

30歳の男性
主訴：5̅|の修復物の変色と冷水痛

### 1）情報収集

　約6年前にう蝕のためのMODレジンインレーを装着した．その後，とくに不快症状はなく経過したが，最近になってインレー体および周辺が黒ずんできた．また，冷たいものに対して一過性の痛みを感じるようになった．
現　症：一過性の冷水痛以外の自覚症状はない．
検査所見：
・インレー中央部および舌側辺縁部に大きな黒ずみがあり，同部に探針が嵌入する．
・同部はDIAGNOdent®で70を示す．
・咬合面にエアーによる一過性の痛みを訴える．
・エックス線検査では窩底部に透過像を認める．

・口腔清掃状態は良好である．
・審美性が高い修復を希望している．
・他部もレジンインレーでの再修復を希望している．

### 2）問題の抽出・分析

　不正咬合はなく，歯ぎしりを認めないため，う蝕を除去し，レジンインレー修復を行うこととした．
M1：5̅|象牙質二次う蝕
S1：審美性への要求が強い

### 3）初期計画の立案

♯1：5̅|コンポジットレジンインレー修復
♯2：他に関しては♯1終了後に再考

### 4）手　順

①窩洞形成
②印象採得
③仮封（暫間修復）
以上，第1日目
④技工室にてレジンインレー作製
以下，第2日目
⑤仮封（暫間修復）除去
⑥ラバーダム
⑦レジンインレー接着
⑧溢出レジン除去
⑨辺縁部仕上げ
⑩咬合調整（ラバーダム撤去後）
⑪最終研磨

2 インレー修復　135

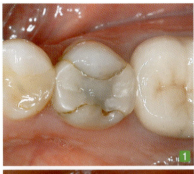
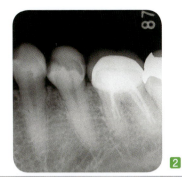
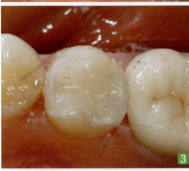
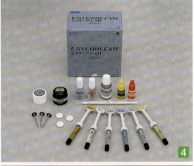
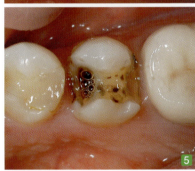
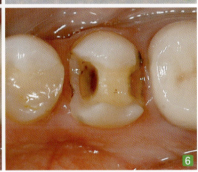
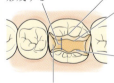
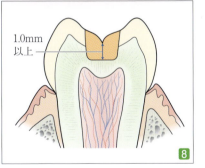
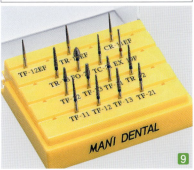

### 治療の手順

❶術前口腔内．MOD レジンインレー体の中央部および辺縁歯質が黒ずんでおり，二次う蝕が疑われる

❷エックス線所見では近心隣接面側室に二次う蝕が認められる

❸修復完了後のレジンインレー

❹コンポジットレジンインレー用の材料の例．ハイブリッドセラミックスなどと呼称される製品が各種販売されている

❺旧レジンインレーを除去し，窩底部および近心遠心両側室部の罹患象牙質をう蝕検知液を指標に除去する

❻罹患象牙質除去後

❼の図中：
- イスムスは1.5mm以上になるように形成する
- バットジョイントマージン
- 線角，点角には丸みをもたせる
- テーパーはメタルインレーに比べ大きく
- 歯肉側側室マージン部はショルダー形成する

❽の図中：1.0mm 以上

❼，❽コンポジットレジンインレー窩洞の概要．咬合面窩縁はバットジョイントとし，窩洞内線角，点角は丸みをもたせる

❾レジンインレー修復窩洞形成用ダイヤモンドポイントセットの一例．専用ポイントを用いると❼，❽で述べた形態の付与や形成が容易である

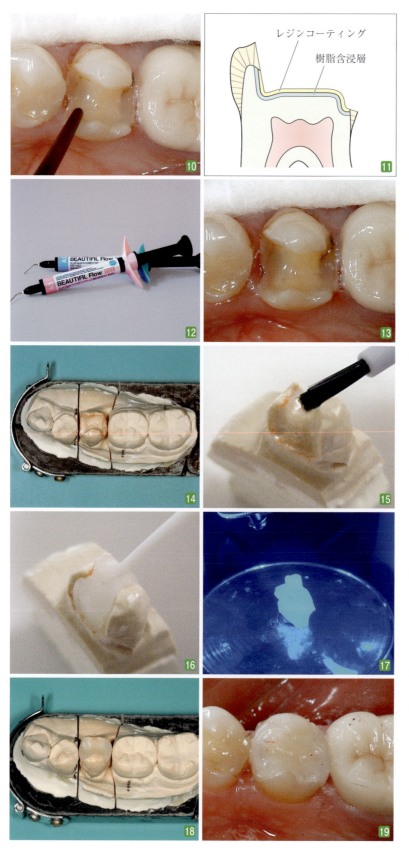

⑩,⑪感染歯質を除去した後,接着システムを用いて歯面を処理し,窩壁全体をフロアブルレジンを用いてレジンコーティングする

⑫レジンコーティングに用いるフロアブルレジンの例
⑬レジンコーティングにより,露出した健全象牙質を保護することができる

⑭模型の作製および咬合器装着

⑮,⑯分離材を塗布し,デンティン色,エナメル色の順にコンポジットレジンを築盛し,おのおの光重合させ形態を整える
⑰模型から光重合させたインレー体をはずし,専用の光照射ボックスで光重合させる.その後,加熱炉で追加重合する
⑱重合が終了したら,調整と研磨を行う
⑲患者来院2日目に,インレーを窩洞に試適し,とくに隣接面,接触点の調整を行う.ここではできるだけ咬合の調整は避ける.またラバーダム下で接着操作する

2 インレー修復　137

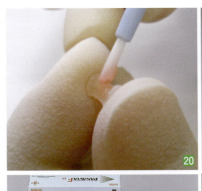
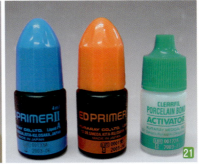

20，21 インレー体の内面をエッチング材で洗浄（5秒間）し，十分に乾燥してポーセレンプライマー（シランカップリング剤）を塗布，乾燥する

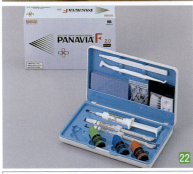
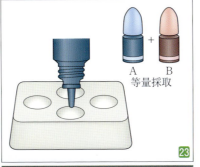

22 接着システムの一例

23，24 窩洞の内面処理の例．付属のプライマーがある接着性レジンセメントでは，プライマーを計量，混和し，窩洞内面に塗布し乾燥する

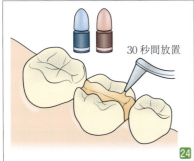
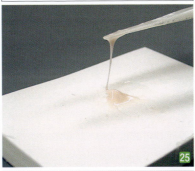

25 ペーストタイプのレジンセメントであるが，しっかりと練和する必要がある

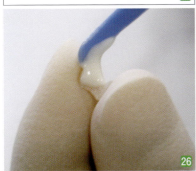

26 インレー体内面に練和したセメントを盛り，インレー体ごと窩洞へ圧接する．持続的にも圧を加えつつ，仮光重合（5秒以内）して，溢出したレジンセメントを手早く取り除く

27 ダイヤモンド粒子を含有した研磨用ポイント

28 修復直後のコンポジットレジンインレー

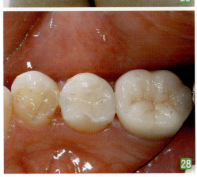

# 2 セラミックインレー修復

## 治療のポイント

1. コンピュータ支援加工法（CAD/CAM）によるセラミックインレー修復の特徴を理解する
2. セラミックインレーの内面処理を理解する
3. レジンセメントによる接着の手技を取得する

## 症　例

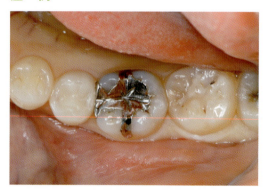

26歳の女性，塾講師
主訴：奥歯の金属色が気になる

### 1）情報収集

3年前に $\overline{6}$ にメタルインレーを装着された．現在同部に自覚症状はないが，審美性の改善を希望している．
既往歴：なし
家族歴：なし
全身状態：良好
局所状態：
　視　診：$\overline{6}$ にはMOBLのメタルインレーが装着されている．インレー辺縁部は全周探針にて触知可能であり，遠心頬側部にはインレー辺縁部に着色を認める．
　温度診：正常に反応
　歯髄電気診：正常に反応
　エックス線検査：近心辺縁部メタルインレー直下にエックス線透過像を認める．歯冠中央部メタルインレー直下に不透過像を認める．

患者は開口時に奥歯に金属色が見えることをたいへん気にしている．仕事の都合上，できるかぎり短期間での治療の完了を希望している．

### 2）問題の抽出・分析

M1：審美障害
M2：$\overline{6}$ の近心部にわずかな透過像
M3：メタルインレーの辺縁部不適合
P1：審美性の訴えが強い
S1：短期間での治療完了を希望

### 3）初期計画の立案

#1：CAD/CAMシステム（CERECシステム）による即日オールセラミックインレー修復

### 4）使用器材

①歯科用CAD/CAM装置
②超音波切削装置
③セラミックブロック
④レジンセメント
⑤リン酸ゲル
⑥粘着性スティック
⑦シランカップリング剤
⑧セルフエッチングプライマー
⑨LED光照射器
⑩歯科用ダイヤモンドポイント
⑪ダイヤモンド含有シリコンポイント
⑫研磨用ディスク
⑬研磨用ブラシ

2 インレー修復　139

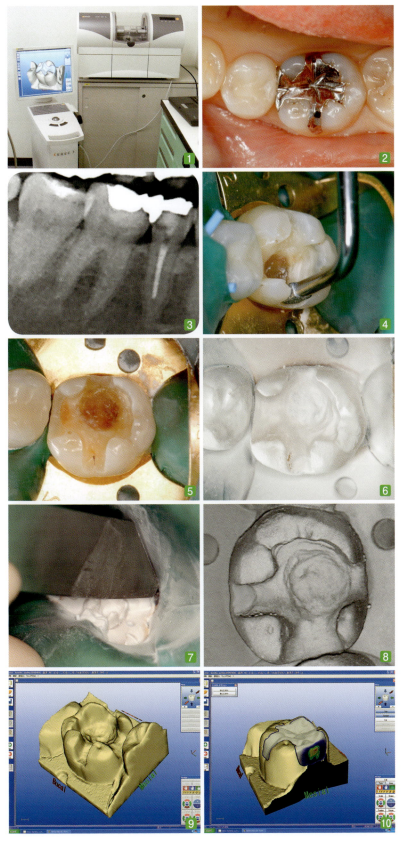

### 治療の手順

**1** CAD/CAM システムの一例．修復物の設計を行うイメージングユニット（写真左）および切削加工を行うミリングユニット（写真右）から構成される

**2** 術前．6̲に MOBL メタルインレーが装着されている

**3** メタルインレー近心辺縁部直下に透過像を認める

**4** 6̲ メタルインレー除去後，う蝕検知液をガイドにう蝕を除去した．窩洞形態の修正はダイヤモンドポイントおよび超音波切削器具にて行った

**5** 修復物の厚みが十分となるよう幅と深さを確保したボックスフォームとする．窩縁にはベベルを付与しない

**6** 光学印象のコントラストを得るため，窩洞および近心隣在歯に酸化チタンパウダーを噴霧

**7** 光学印象採得

**8** 採得された光学印象画像．窩洞外形が明瞭に観察できる

**9** イメージングユニットのモニター画面．ソフトウェア操作により立体的な窩洞モデルを構築できる

**10** 設計中のインレー体の外面部．接触点や咬合接触部の設計には隣在歯や対合歯の光学印象データを利用できる

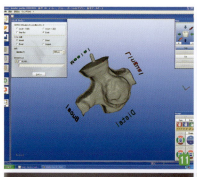
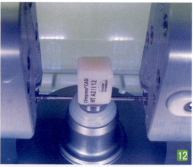

**11** 設計の終了したインレー体の内面部
**12** ミリングチャンバー内にセットされたセラミックブロック

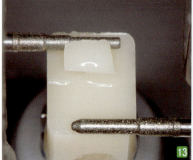
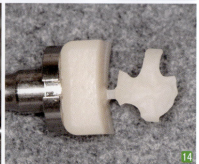

**13** 形態の異なる2本のダイヤモンドバーが連動してブロック体より修復物を切削加工する（ミリング）
**14** 切削加工の終了したセラミックインレー

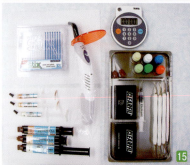
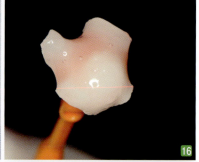

**15** 本症例で用いたBis-GMA系デュアルキュア型レジンセメント
**16** インレー体内面をリン酸ゲルで清掃後，水洗する

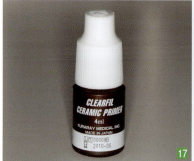
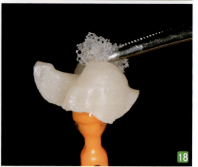

**17** 本症例では1液性シランカップリング剤を使用
**18** インレー体内面へのシランカップリング剤の塗布

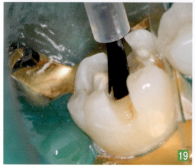
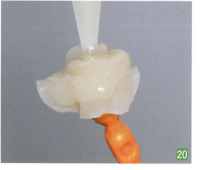

**19** 窩洞に対する処理．レジンセメント付属のセルフエッチングプライマーでエナメル質および象牙質を同時に処理する
**20** インレー体内面へのセメント塗布．セメントの色調は残存歯質の状況に応じた選択が必要である

2 インレー修復　141

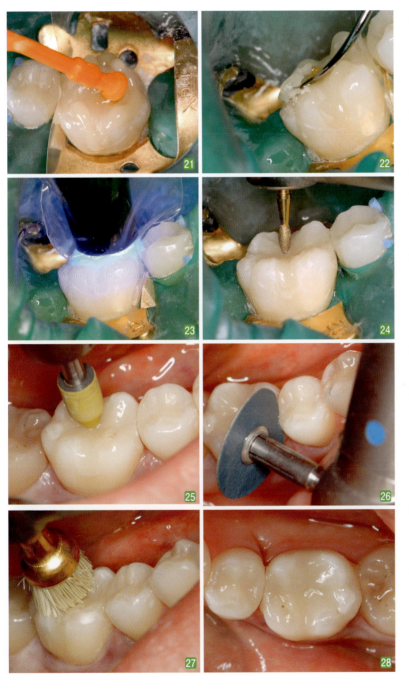

㉑すべての辺縁より不足なく余剰セメントが溢出するよう窩洞に挿入する．強圧で圧接すると破折することがあるため注意する
㉒余剰セメントの除去．レジンセメントは，完全硬化させる前に行う
㉓余剰セメントの除去後，光照射を行い完全硬化させる．各方向からの十分な光照射を行う
㉔超微粒子ダイヤモンドポイントによる咬合面の形態修正．接着操作完了後に咬合調整と形態修正を行う

㉕ダイヤモンド粒子含有シリコンポイントによる研磨
㉖ポイント類が挿入不可能な隣接面部の研磨には，ディスク状の器具を用いる

㉗各種ブラシや研磨ペーストにより仕上げ，つや出しを行う
㉘術後

# 3 – 失活歯の修復

## 1 メタルアンレー修復

### 治療のポイント
1. メタルアンレーの適応を理解する
2. メタルアンレーの利点，欠点を理解する
3. メタルアンレー修復の手技を習得する

### 症例

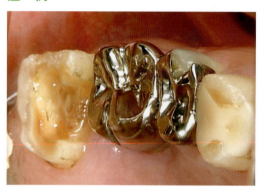

50歳の男性，医師
主訴：修復物脱離

#### 1）情報収集
　2日前に食事中に金属修復物が脱離した．自発痛，冷水痛，温水痛はなく，修復物は捨ててしまった．
既往歴：約8年前に他院でC2に対する修復処置を受けた．
家族歴：特記事項なし
全身状態：良好
局所状態：
　視　診：|7アンレー脱離，自発痛（−）
　打　診：打診痛（−）
　温度診：冷水痛（−），温水痛（−）
　電気歯髄検査：歯髄 vital

エックス線検査：咬合面，近心面歯質欠損

#### 2）問題の抽出・分析
M1：修復物脱離による歯質欠損
M2：窩洞保持形態
M3：歯髄炎の有無

#### 3）初期計画の立案
＃1：暫間被覆冠による歯質欠損回復，歯髄症状の経過観察
＃2：外開きを必要最小限にした基本的保持形態のボックスフォームに窩洞を修正する

#### 4）使用器材
　①印象材
　　　形成歯：親水性付加型シリコーン印象材
　　　対合歯：アルジネート印象材
　②咬合採得：シリコーンラバー系咬合採得材
　③ダウエルピンを応用した歯型可撤式模型
　④合着用セメント

3 失活歯の修復 143

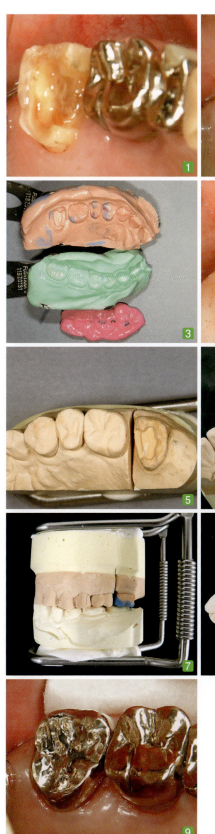
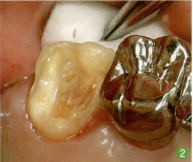
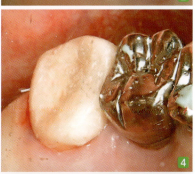
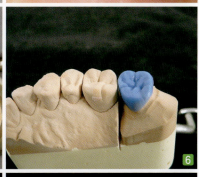
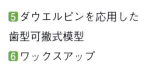
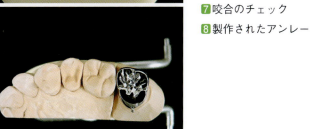
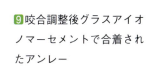

### 治療の手順

**1** |7 修復物脱離，メタルアンレー修復術前
**2** 窩洞修正．外開きを必要最小限にした基本的保持形態のボックスフォームに窩洞を修正する
**3** 採得された印象
**4** 暫間被覆冠の仮着

**5** ダウエルピンを応用した歯型可撤式模型
**6** ワックスアップ

**7** 咬合のチェック
**8** 製作されたアンレー

**9** 咬合調整後グラスアイオノマーセメントで合着されたアンレー

## 2 レジンアンレー修復

### 治療のポイント

1. レジンアンレー修復の適応を理解する
2. レジンアンレー修復の利点，欠点を理解する
3. レジンアンレー修復の手技を習得する

### 症 例

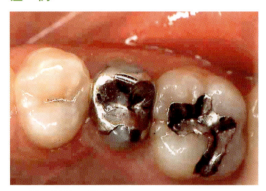

25歳の男性，学生
主訴：歯につめた金属が気になる．白くして欲しい

#### 1）情報収集

患者は，10年前，開業医で治療を受けた|5 のMODアンレーの色を気にしている．とくに痛みなどの臨床所見はみられないが，審美修復材による再修復を希望している．
既往歴：なし
家族歴：なし

全身状態：良好
局所状態：
　視　診：|5にMODアンレーが装着されている．頬側面が黒く変色している．
　打　診：打診痛なし
　温度診：冷・温水痛なし
　歯髄電気診：反対側同名歯に比べ，閾値の低下がみられる
　エックス線検査：近遠心隣接面歯頸部に透過像がみられる

#### 2）問題の抽出・分析

M1：二次う蝕
M2：慢性潰瘍性歯髄炎
M3：歯の変色
P1：審美性の重視
P2：歯根破折の防止

#### 3）初期計画の立案

#1：MODアンレーを除去し感染歯質の除去
#2：抜髄，根管充填後レジンコア製作
#3：レジンアンレー製作

#### 4）使用器材

①支台築造用コンポジットレジン
②ファイバーポスト
③間接修復用コンポジットレジン
④レジンセメント

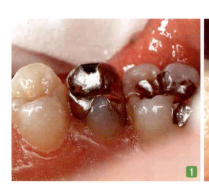
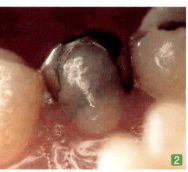

### 治療の手順

1 メタルアンレー二次う蝕術前
2 メタルアンレー二次う蝕術前．頬側面が黒く変色している

3 失活歯の修復　145

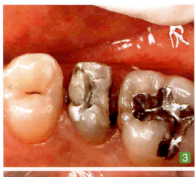
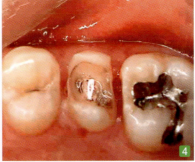

③ ♯330カーバイドバーで頰舌側に切断しメタルアンレー除去．近遠心隣接面に黒変したう蝕がみられる
④ 抜髄を行い根管充塡した

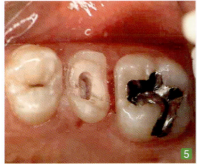
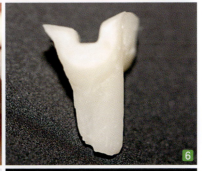

⑤ レジンコアを製作するための形成
⑥ ファイバーポストとコアレジンを使用し，レジンコアを製作した

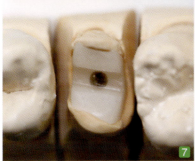
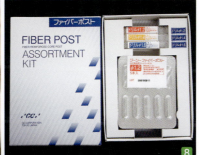

⑦ 模型に試適した状態
⑧ 使用したファイバーポスト

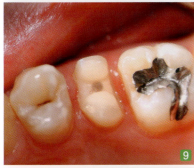
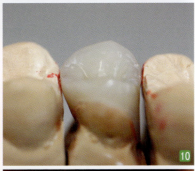

⑨ レジンコアを接着性レジンセメントで装着
⑩ 印象採得し，ハイブリッド型コンポジットレジンでMODアンレーを製作した

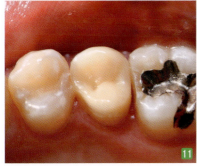
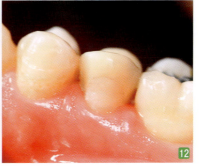

⑪ 接着性レジンセメントで合着した
⑫ レジンアンレー合着後の頰側面．黒く変色した歯面も改善された

# 3 ファイバーポスト

## 治療のポイント

1. ファイバーポストのための根管形成を理解する
2. 根管内の印象採得を習得する
3. 接着性レジンセメントによる合着の手技を習得する

## 症例

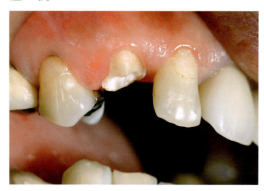

52歳の女性，事務員
主訴：|3の咬合痛

### 1）情報収集

患者は3日前から咬合痛を覚え来院した．自発痛はない．
既往歴：15年ほど前にコンポジットレジン修復処置を受け良好に経過していたが，1か月ほど前にせんべいを噛んだときに違和感を覚えたが放置していた．その後はときどき違和感があったが3日前からは咬合痛があるという．
家族歴：特記事項なし
全身状態：良好
局所状態：
　視　診：遠心隣接面から口蓋面にかけてコンポジットレジン修復がされており，辺縁が一部着色している．歯冠色が全体にわたり透明感がやや失われている．
　触　診：レジン辺縁の着色部はステップがある
　電気診：反応なし
エックス線検査：根尖部にび漫性の透過像を認める

### 2）問題の抽出・分析

M1：慢性化膿性根尖性歯周炎
M2：変色歯
P1：審美的歯冠修復

### 3）初期計画の立案

#1：感染根管治療
#2：前装鋳造冠．患者の希望によってメタルボンドとする

### 4）使用器材

①ダイヤモンドポイント
②スチール製ラウンドバー
③接着性レジンセメント
④歯肉排除用綿糸
⑤シリコーンゴム印象材
⑥印象用トレー
⑦支台築造用コンポジットレジン
⑧シートワックス
⑨仮着用セメント
⑩シェードガイド

3 失活歯の修復　**147**

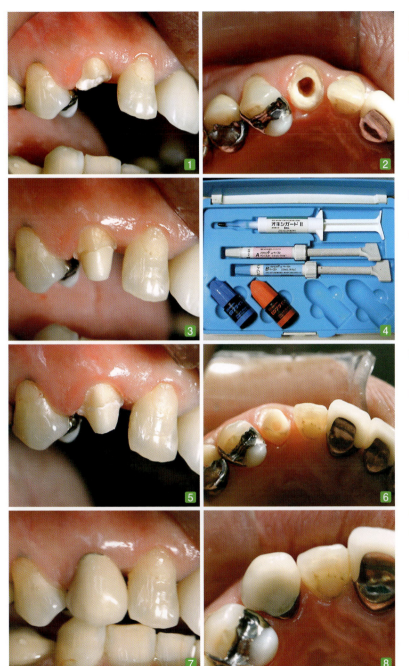

### 治療の手順

**1** 根管充塡後にファイバーポストのための形成を行う
**2** 形成後に印象採得を行う．印象採得後テンポラリークラウンを装着する

**3** 完成したファイバーポストを試適する
**4** ファイバーポスト装着に用いた接着性レジンセメント

**5** 余剰セメントの除去と最終的な支台歯形成
**6** 支台歯形成後

**7** 陶材焼付鋳造冠の装着
**8** 口蓋側面観

# 4 – ベニア修復

## 1 ポーセレンラミネートベニア修復

### 治療のポイント
1. ポーセレンラミネートベニア修復の適応，特徴を理解する
2. ポーセレンラミネートベニア修復の手技を習得する

### 症例

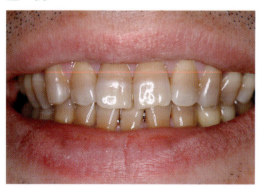

27歳の男性，学生
主訴：歯が茶色に変色しているのが気になるので，真白くして欲しい．

#### 1）情報収集
　永久歯萌出時から全歯にわたる変色が生じていた．3歳時に高熱が出て，長期入院し抗菌薬を服用した既往がある．人との会話が億劫で，人前で大きな口を開けて笑えない．
　全歯にわたり歯冠部歯頸側1/2に褐色の帯状の変色と，歯冠部歯頂側1/2に灰色がかった色調が認められる．エックス線検査，歯髄電気診から全歯が生活歯である．う蝕，修復物は認めず，また，自発痛，誘発痛もない．一部の辺縁歯肉および歯間乳頭歯肉に発赤が認められる．

#### 2）問題の抽出・分析
M1：全歯の歯冠部歯頸側1/2に褐色の帯状の変色
M2：3歳時に高熱が出て，長期入院し抗菌薬を服用した既往があることから，テトラサイクリン変色歯（Feinman3度）であると診断
M3：褐色の帯状の変色を完全にマスクし，自然感のある色調を再現できる修復材料が必要
M4：生活歯のため，歯髄の保存が必要
M5：一部の辺縁歯肉に発赤
P1：審美障害のため，人前で笑えない

#### 3）初期計画の立案
#1：プラークコントロール，スケーリング
#2：ポーセレンラミネートベニア修復

#### 4）使用器材
①シャンファー型ダイヤモンドポイント
②ホイール型ダイヤモンドポイント
③ポーセレン
④ベニア試適用ペースト
⑤接着性レジンセメント
⑥シランカップリング材
⑦スチールマトリックス
⑧光照射器
⑨超微粒子ダイヤモンドポイント

4 ベニア修復　149

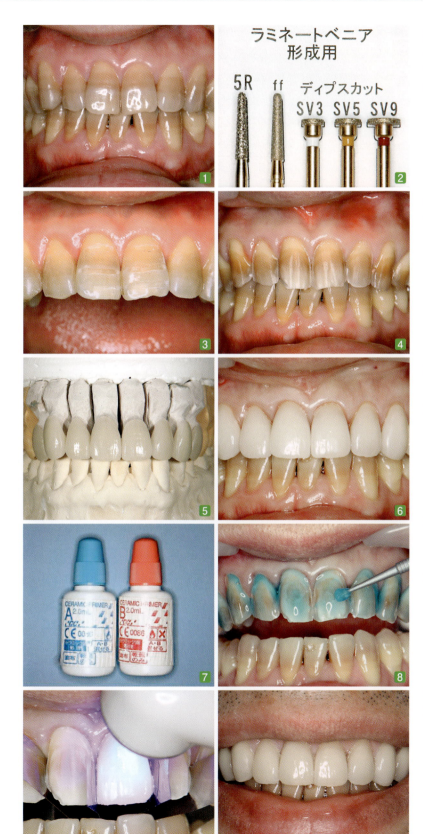

治療の手順

1. 歯面形成前
2. 形成に用いるダイヤモンドポイントの例
3. ガイドグルーブ形成
4. 歯面形成後
5. 製作されたポーセレンラミネートベニア
6. 水または試適用ペーストを用いて口腔内試適を行う
7. リン酸などで清掃した後，シランカップリング剤で処理する
8. 歯面のリン酸エッチング
9. ベニアの接着
10. 修復の完了

# 2 レジンラミネートベニア修復

### 治療のポイント

1. レジンラミネートベニア修復の適応，特徴を理解する
2. レジンラミネートベニア修復の手技を習得する

### 症例

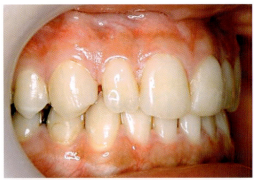

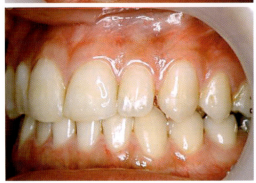

20歳の女性，学生．
主訴：2本の前歯の形が異常で気になる．また，発音するとき空気が抜ける感じがするので治療して欲しい．
問題認識：明瞭な訴えがあり，治療が必要である．

### 1）情報収集

2|2の形態異常による審美障害と発音障害を主訴として来院した．形態異常には永久歯萌出時から気付いており，気になっていたという．また，接触点の欠如によって発音時に空気が抜ける感じがして不便であるという．患者は心理的負担が大きいことを訴えた．
　2|2の形態異常は円錐歯で，通常の上顎側切歯に比較すると，丸みを帯びて小型である．遠心部の接触点はなく歯間空隙を認める．この空隙により発音障害も伴っている．エックス線検査，歯髄電気診の結果から生活歯である．う蝕は認められない．自発痛，誘発痛ともに認められない．

### 2）問題の抽出・分析

M1：2|2は円錐歯のために審美障害
M2：空隙歯列のために発音障害
P1：審美障害，発音障害による心理的負担

### 3）初期計画の立案

#1：プラークコントロール
#2：レジンラミネートベニア修復

### 4）使用器材

①シャンファー型ダイヤモンドポイント
②ホイール型ダイヤモンドポイント
③間接法用コンポジットレジン
④ベニア試適用ペースト
⑤接着性レジンセメント
⑥シランカップリング材
⑦スチールマトリックス
⑧光照射器
⑨超微粒子ダイヤモンドポイント

4 ベニア修復　151

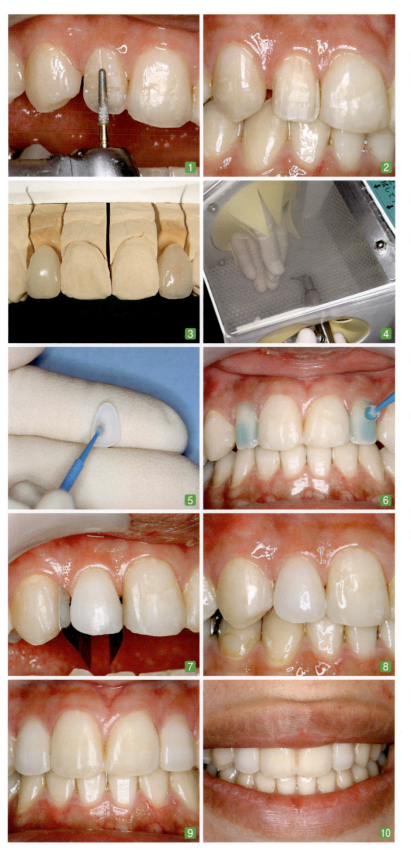

治療の手順

1 ガイドグルーブの形成
2 歯面形成後

3 製作されたレジンラミネートベニア
4 サンドブラスト処理を行う

5 ベニア接着面をリン酸などで清掃した後，シランカップリング処理を行う
6 歯面のリン酸エッチング

7 ベニアの接着
8 ベニア接着後

9，10 修復の完了

# D
資 料 集

## 1 各種飲料，食品の pH

エナメル質の臨界 pH は約 5.5 である．酸性食品の摂取のしかた，摂取量，摂取時期および宿主のさまざまな条件が重なることが，歯の侵蝕症（酸蝕症）の一因になると考えられている．各種飲料品，食品の pH も参考にして，患者の保健指導にあたることも必要である．

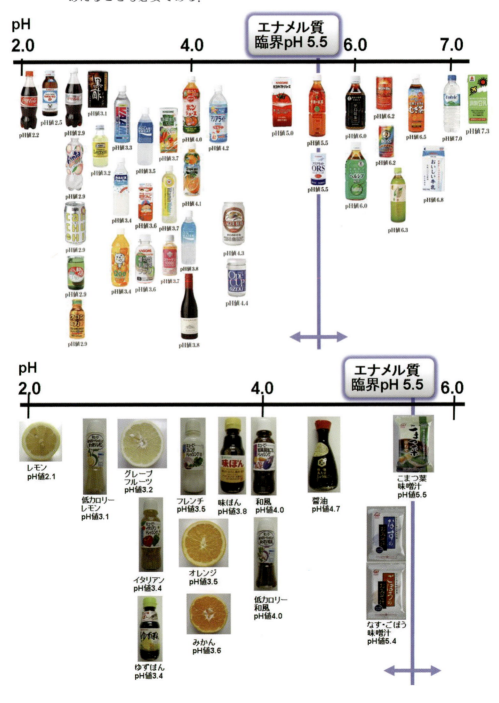

# 2 日本におけるう蝕の罹患状況
## －平成17年度歯科疾患実態調査より－

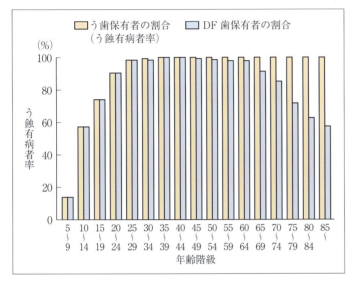

図 2-1 永久歯：う蝕有病者率

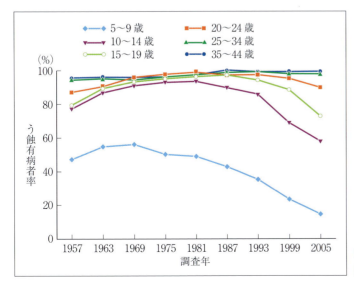

図 2-2 永久歯：DF歯保有者の割合の推移（1957～2005年）

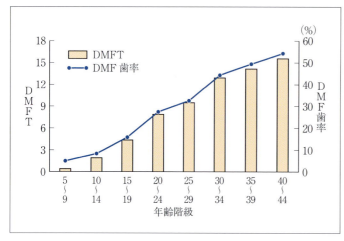

図2-3 永久歯：DMFTとDMF歯率（5〜44歳）

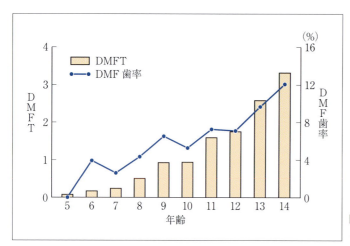

図2-4 永久歯：DMFTとDMF歯率（5〜14歳）

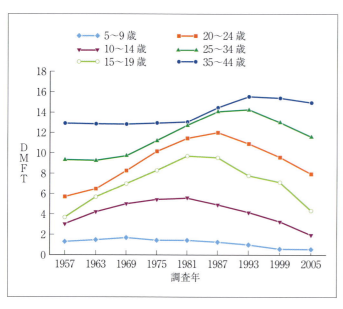

図2-5 永久歯：DMFTの推移（1957〜2005年）

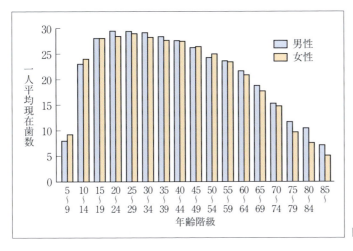

図2-6 一人平均現在歯数（性別）

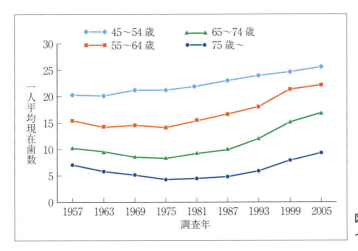

図2-7 一人平均現在歯数の推移（1957〜2005年，45歳以上）

表2-1 DMFTの推移（1957〜2005年），年齢階級別（5歳以上・永久歯）

| 年齢階級 | 調査年次（年） ||||||||| 
|---|---|---|---|---|---|---|---|---|---|
| | 昭和32<br>1957 | 昭和38<br>1963 | 昭和44<br>1969 | 昭和50<br>1975 | 昭和56<br>1981 | 昭和62<br>1987 | 平成5<br>1993 | 平成11<br>1999 | 平成17<br>2005 |
| 5〜9 | 1.16 | 1.38 | 1.62 | 1.42 | 1.45 | 1.24 | 0.97 | 0.51 | 0.40 |
| 10〜14 | 2.80 | 4.05 | 4.83 | 5.30 | 5.52 | 4.91 | 4.12 | 3.18 | 1.91 |
| 15〜19 | 3.69 | 5.69 | 7.00 | 8.32 | 9.64 | 9.52 | 7.83 | 7.15 | 4.40 |
| 20〜24 | 5.61 | 6.46 | 8.22 | 10.14 | 11.40 | 12.01 | 10.87 | 9.52 | 7.97 |
| 25〜34 | 9.14 | 9.15 | 9.62 | 11.11 | 12.62 | 14.02 | 14.11 | 12.92 | 11.46 |
| 35〜44 | 12.87 | 12.73 | 12.76 | 12.88 | 12.97 | 14.43 | 15.50 | 15.40 | 14.91 |
| 45〜54 | 16.02 | 16.59 | 16.89 | 16.70 | 16.67 | 16.41 | 16.08 | 16.48 | 16.22 |
| 55〜64 | 19.10 | 19.93 | 20.49 | 21.09 | 20.90 | 20.88 | 19.63 | 18.30 | 17.44 |
| 65〜74 | 22.29 | 23.13 | 23.92 | 24.33 | 24.28 | 24.33 | 23.74 | 22.54 | 21.64 |
| 75〜84 | 24.28 | 25.14 | 25.71 | 26.48 | 26.42 | 26.46 | 26.41 | 25.59 | 24.88 |
| 85〜 | | | | | | | 27.61 | 27.16 | 26.83 |

注：1957〜1987年の報告書には「85歳以上」という年齢区分はなく，1993年報告書から掲載されるようになった．そのため，本表における1957〜1987年の「75〜84歳」は正確には「75歳以上」である．

# 3 日本における修復治療の推移と寿命

　世界に先駆けて接着性モノマーや優れたコンポジットレジンが開発された我が国では，30年前より今日のMIに通ずる修復法が実践されている．この間，医療は急速に患者中心の医療に変革し，信頼のおける情報にもとづいたインフォームドコンセントが不可欠となった．しかし，修復医療の寿命に関する情報は少ないのが現状である．生存曲線のグラフは後向き調査の結果であり，修復治療の成績には患者要因，材料要因，術者要因が複雑に関与していることがわかる．活用にあたっては，個々の患者および症例のリスクを考慮する必要がある．

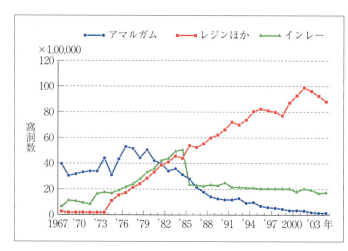

**図 3-1　修復治療の年次推移**
診療報酬請求データ（中道勇先生のご厚意による）をもとに修復症例数を算出．1982年臼歯部用コンポジットレジン開発，市販開始．2001年をピークに修復治療の総数が減少している．う蝕の減少が原因と推測される

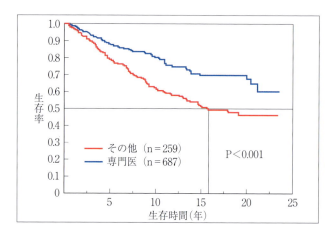

**図 3-2　術者別コンポジットレジン生存曲線（1982年以降）**
術者の技能，知識，再修復の判定基準などによって生存時間は大きく異なる．保存修復専門医以外〔49名（保存系24名，補綴系20名，その他5名），臨床経験0～32年，症例の43%は臨床経験5年未満の術者により修復〕における生存時間中央値：15.7年

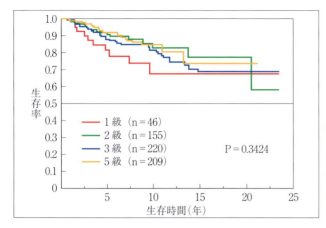

図3-3 コンポジットレジン修復のクラス別生存曲線（保存修復専門医）
窩洞形態のコンポジットレジンの生存時間に及ぼす影響は認められなかった．なお，くさび状欠損部の修復は5級に含まれ，その大半を占めていた

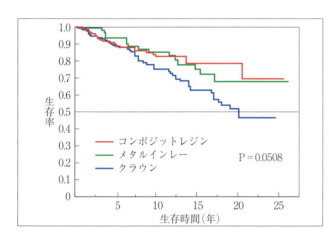

図3-4 臼歯部の修復種別生存曲線（保存修復専門医）
コンポジットレジン修復，メタルインレー修復および全部被覆冠の生存率に有意な差は認められなかった．全部被覆冠の生存時間中央値：20.0年

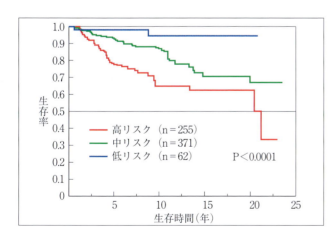

図3-5 コンポジットレジン修復の生存曲線（再治療リスク別）（保存修復専門医）
高リスク：う蝕や破折，脱落などにより3年以内に3例以上再治療が行われた者
中リスク：何らかの理由で3年以内に1または2例再治療が行われた者
低リスク：3年以内に再治療が行われなかった者
再治療のリスクは修復物の生存時間に大きな影響を及ぼしていた

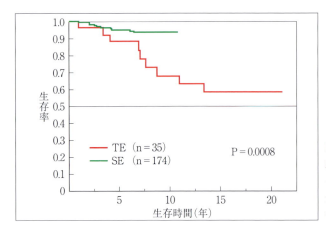

**図 3-6** 5級コンポジットレジン修復の生存曲線（接着システム別）（保存修復専門医）
セルフエッチングシステムにより生存率は有意に向上した．なお，5級にはくさび状欠損部の修復も含まれ，その大半を占めていた

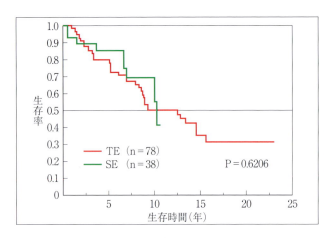

**図 3-7** 5級コンポジットレジン修復の生存曲線（接着システム別）（保存修復専門医以外 49 名）
セルフエッチングシステムとトータルエッチングシステムの生存率に有意な差は認められなかった

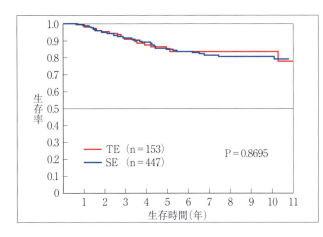

**図 3-8** 接着システム別コンポジットレジン修復の生存曲線（1995 年以降）
セルフエッチングシステムとトータルエッチングシステムの生存率に有意な差は認められなかった

# 4 シェードテイキングの基本

## 1 シェードテイキングに用いる材料

### 1）シェードガイド

数種のシェードガイドでもっとも用いられているのは VITAPAN® classical である（図4-1）．保存修復分野と補綴学分野に幅広く利用いられている．基本的には4系統の色に分かれているが，日本人ではA系統が選択される場合が多い（表4-1）．

### 2）歯科用測色器

歯科用に開発された測色器の臨床使用頻度が高くなっている．測色法としては，3刺激値と分光反射の2種類がある．また測色対象に接触するタイプと非接触のタイプがあり，シェード番号やCIEのLab値で表示される．

## 2 シェードテイキングの方法

### 1）診療室の照明

診療室によっては自然光とかけ離れた照明器具が使用されていることがある．この場合，診療室で選択されたシェードが自然光では異なる色調にみえることがある．診療室の照明は自然光に近い器具を使用すべきである．

### 2）比　色

シェードガイドを用い，3種程度のシェードタグに絞り込んだ後に比較し，最終決定する．間接修復法の場合，デジタルカメラなどでシェードガイドと対象歯を一緒に撮影し技工指示書に添付する．直接修復法の場合，接着技法を行う前に窩洞に試験的に填塞し，色が合っているかを試す場合もある．

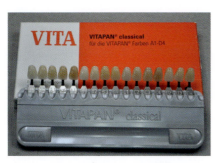

図4-1　VITAPAN® classical の標準セット

表4-1　VITAPAN® classical の色の系統

A：reddish-brownish
B：reddish-yellowish
C：grayish
D：reddish-grey

# 5 消毒と感染予防

## 1 消毒の意義

　消毒法は，従来術野への感染や術後感染を防ぐという治療上の意義を中心として発達してきた．抗生物質による感染症対策が進歩した現在でも，このような意義に対する必要性はいささかも減少している訳ではないが，近年耐性菌の出現や体液を介して伝染するウイルス疾患，新興あるいは再興病原菌などによる院内感染を防止するということが非常に重要になってきた．

　院内感染に限らず感染症の伝播成立には，
　①感染源　②感染経路　③感受性宿主
の３つがそろうことが必要で，この三者のリンクのどこかを阻害すれば，論理的に感染症の伝播は防止できる．

　器械，器具，材料の消毒は感染経路の遮断をねらったもので，汚染された器具，材料による術野への感染や，器具を介しての患者間の交差感染を防止できる．近年では滅菌したディスポーザブル製品が多く用いられているが，歯科においては，再使用される製品が多くある．また，金属，プラスティック，ゴムなど多くの材料が使われるうえ，ハンドピースなどの精密製品も多い．したがって，それぞれに適した滅菌消毒法を選択し，適正に実行する必要がある．

表 5-1　消毒の意義

| 治療上 | 術野への感染の防止<br>術後感染の防止 |
|---|---|
| 院内感染の防止 | 器具などを介した交差感染の経路を断つ<br>エアロゾル感染の感染源を減少させる |
| 術者・補助者の防御 | 汚染の除去<br>抗菌性バリアの形成 |

表 5-2　歯科でとくに問題となる病原菌など

1. レンサ球菌
2. 黄色ブドウ球菌（MRSA）
3. グラム陰性桿菌（緑膿菌など）
4. 肝炎ウイルス（B 型，C 型）
5. HIV
6. 梅毒トレポネーマ
7. 結核菌
8. レジオネラ
9. 麻疹・水痘・風疹などのウイルス

表 5-3　消毒・滅菌法の種類

| 熱によるもの | 煮沸法<br>乾熱法<br>高圧蒸気法<br>化学蒸気法 |
|---|---|
| 化学物質によるもの | 薬液法<br>ガス法 |
| 電磁波によるもの | 紫外線法<br>放射線法 |

表 5-4　部位による消毒・滅菌法の適用

| 術野 | 口腔周囲および口腔外 | 100 倍希釈ヒビテングルコネート液（0.2% クロルヘキシジン）による清拭 |
|---|---|---|
| | 口腔内 | まず消毒前に歯石・プラークなどを除去し，清拭しやすい環境をつくり，50 倍イソジン希釈液（0.2% ポビドンヨード）による清拭 |
| 手　指 | | 液状石けんあるいは殺菌性洗浄剤と流水で洗浄した後，擦式消毒用アルコール製剤による消毒 |
| 器械・器具・材料 | | 各種滅菌・消毒法が利用できる |

表 5-5　滅菌法の特徴

| 加熱（乾熱法, 高圧蒸気法, 化学蒸気法）による方法 | ・確実である<br>・比較的所要時間が短い<br>・耐熱製品にのみ適用可能 |
|---|---|
| 化学物質（ガス）による方法 | ・ほとんどの製品に適用可能<br>・所要時間が長い<br>・残量毒性の可能性 |
| 電磁波による方法 | ・紫外線は透過性が低く表面のみに効果<br>・放射線法はディスポーザブル製品に利用 |

表 5-6　小器具の滅菌・消毒の目安

| | 高圧蒸気 | 乾熱 | 化学蒸気 | EOG | 消毒薬 |
|---|---|---|---|---|---|
| バー・ポイント類 | | | | | |
| 　炭素鋼 | − | ＋＋ | ＋＋ | ＋＋ | − |
| 　タングステンカーバイト | ＋ | ＋＋ | ＋ | ＋＋ | − |
| 　ダイヤモンド | ＋ | ＋＋ | ＋ | ＋＋ | − |
| 　ラバー | ＋ | − | − | ＋＋ | − |
| 　カーボランダム | ＋＋ | ＋ | ＋＋ | ＋＋ | − |
| ハンドピース | ＋＋* | − | ＋ | ＋＋ | − |
| 手用インスツルメント：鉗子, プライヤー類 | | | | | |
| 　炭素鋼 | − | ＋＋ | ＋＋ | ＋＋ | − |
| 　ステンレス | ＋＋ | ＋＋ | ＋＋ | ＋＋ | ＋ |
| ガラス製品 | | | | | |
| 　ミラー | − | ＋＋ | ＋＋ | ＋＋ | ＋ |
| 　練板, ダッペングラス | ＋＋ | ＋＋ | ＋＋ | ＋＋ | ＋ |
| ゴム製品 | − | − | − | ＋＋ | ＋ |
| プラスチック製品 | − | − | − | ＋＋ | ＋ |
| 歯内療法用具 | | | | | |
| 　ブローチ, ファイル, リーマー | ＋＋ | ＋＋ | ＋＋ | ＋＋ | ＋ |
| 印象用トレー | | | | | |
| 　アルミニウム | ＋＋ | ＋ | ＋＋ | ＋＋ | − |
| 　クロームメッキ鋼 | ＋＋ | ＋＋ | ＋＋ | ＋＋ | − |
| 　個人トレー, プラスチック | − | − | − | ＋＋ | ＋ |

上記の方法はいずれも滅菌・消毒法としては有効であり, 選択の基準は対象物に対する障害の程度になる.
＋＋：最適　＋：有効　−：障害あり　＊製品により耐熱性はさまざま

　歯科に特徴的な感染源としてエアタービン, エンジンによる歯質などの切削あるいは超音波スケーラーの使用に際して生じるエアロゾルがあげられる. これは発熱防止のための注水が原因であるため, 発生は避けられない. したがって, 術前の口腔内の消毒は, 術野からの感染を防ぐという目的もさることながら, エアロゾル感染を考えた場合, 感染源を量的に減少させるという意義が大きい.

## 2　感染予防対策

　前記の消毒・滅菌法は汚染された部位・製品からの除染がおもな目的であるが, それ以前に人（術者, 患者）, もの（治療器械・器具）, 環境への感染・汚染を予防

表 5-7 標準予防策（standard precaution）

以下の湿性の生体物質をすべて感染性があるものとして扱う．
・血　液
・汗以外の体液
・傷のある皮膚
・粘　膜
これらの湿性物質との接触が予想されるときは予防具を用い，処置の前後には手洗い，手指の消毒を行う．

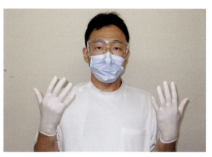

図 5-1　標準的な診療スタイル

することが重要になってくる．

　歯科診療は

　①術野とする口腔顎顔面領域は汚染曝露されやすい

　②鋭利な（皮膚・粘膜を貫通する）器具が多用され，出血の機会も多い

　③切削や超音波の使用に伴いエアロゾルの発生する機会が多い

という特徴をもつ．

　感染予防対策は，基本的に表 5-7 にあげる標準予防策（standard precaution）にもとづいて行われる．

　術野ならびに手指の消毒，器械・器具の消毒・滅菌については，前項にあげた種々の方法が用いられるが，歯科に特有な感染防止対策について以下にあげる．

1）個人での感染予防策

　図 5-1 に示すのが一般的な診療スタイルである．手袋，マスク，目の防護具（ゴーグルまたはフェイスシールド）の 3 点は必須である．観血処置など白衣が汚染されることが予想される場合はエプロンを，さらに B 型肝炎など感染性の強い疾患の場合はガウンを着用する．また，履きものについても耐穿通性の高い素材（皮革など）でつくられ，甲の部分が完全に被われたものが望ましい．

2）エアタービン

　近年のタービンヘッドは，すべてオートクレーブに耐えられるようになっている．しかし，一般にエアタービンは高速回転しているので，停止時にタービン部分に陰圧を生じ，口腔中の汚染物質を吸引する．吸引された汚染物質は次回使用時に排出され，感染源となりうる．また，タービンヘッドの汚染はユニット内の吸水・吸気系に広がる．したがって，タービンヘッド内あるいはユニット内に吸引防止機構を備えたものを用いることが必要である．

3）カバーリング

　容易に滅菌できない器具や機械の部分は，ビニール袋やラッピングフィルムなど

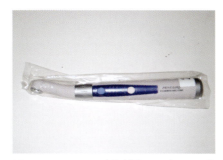

図5-2 コードレス光照射器のカバーリング

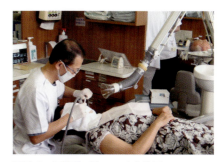

図5-3 口腔外バキュームの使用

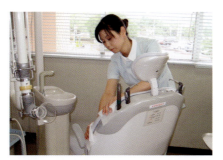

図5-4 診療用チェアの消毒

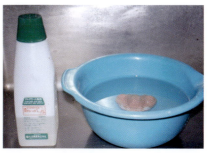

図5-5 印象の消毒

でカバーリングする（図5-2）．

### 4）エアロゾル対策

　エアタービン，エンジン，超音波スケーラーなどは歯科治療に頻用されるが，発熱防止の注水冷却が必要である．そのためエアロゾルの発生が避けられない．エアロゾルは口腔外へ拡散し広い範囲を汚染する．この拡散を防止するには低圧・大容量の口腔外バキュームの使用が効果的である（図5-3）．

### 5）診療用ユニットの消毒（図5-4）

　術者の手の触れる部分および汚染が予想される部分をカバーリングするのが確実であるが，一般的には除菌クロスで清拭・消毒する．

### 6）印象の消毒（図5-5）

　印象精度の保持のため，加熱，乾燥，長時間の処置ができないので，消毒液への浸漬による方法がとられる．

　口腔から撤去した印象は，まず流水にて目に見える血液・唾液を洗い流す．その後，消毒液に浸漬する．

　例）・0.1％次亜塩素酸ナトリウムにて5～60分間
　　　・0.55％フタラールにて5～60分間

　印象材は表面あれ，印象精度の点からラバー系印象材が望ましい．

# 6 偶発事故への対応

## 1 歯科医療における偶発事故 （表6-1）

　歯科医療における偶発事故の特異性として，多くが患者の見えるところで生じることであるため顕在化しやすく，結果がはっきりしていること，歯科では臨床他科との連携に慣れていないため，事故後，および予防の対処が不十分な場合が多いことなどがあげられる．このことからも，事故予防の対策を十分に整備しておく必要がある．また，偶発事故やヒヤリ・ハットの情報を収集したら，それを分析し，情報を共有することが大切である．

　診療時などの偶発事故は，患者に身体的・精神的犠牲を強いるだけでなく，場合によっては医療機関にも経済的・精神的に大きな衝撃を招くことになる．偶発事故は大別して全身的な偶発事故と，局所的な偶発事故に分けられる．

## 2 保存修復処置時の局所的偶発事故の対応・予防対策 （表6-2）

### 1）健全隣在歯や口腔周囲軟組織の損傷
（1）損傷要因となりうるもの
　①回転切削器具
　②クランプ
　③バキュームチップ
　④過熱インスツルメント
（2）対　策
　①処置をラバーダム防湿下で行う（図6-1, 2）
　②隣在歯にコンタクトプロテクターを装着する（図6-3）
　③軟組織の防護用具を使用する（図6-4）
　④窩洞形成時はフィンガーレストを確実に置く
　⑤バキュームチップのゴム部分から金属を露出させない（図6-5）
　⑥回転切削器具使用時はコットンロールを口腔内から取り出す

---

表6-1　偶発事故が発生した場合の基本的態度

1．事故の内容や経過について十分に説明する
2．今後の処置について説明し，それに対する承諾を得る
3．上記についてカルテに詳細に記載する

---

表6-2　保存修復処置時に多い局所的偶発事故

1．窩洞形成時の健全隣在歯や周囲軟組織の損傷
2．器具や修復物の口腔内落下による誤飲・誤嚥

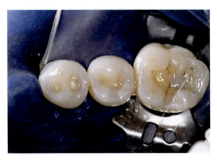

図6-1 ラバーダム防湿下で形成された，複数歯のコンポジットレジン修復窩洞
このような単純窩洞は，健全歯質保存の観点からも，メタルインレーではなく，できるだけコンポジットレジン修復を行うべきである．また，咬合面の単純窩洞におけるインレー修復は試適時の撤去が困難なため，誤飲・誤嚥の原因となりやすい

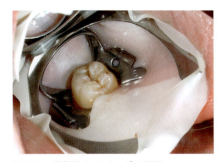

図6-2 局部的なラバーダム防湿
従来のラバーダムと比較すると防湿効果は劣るが，装着時の患者の不快感が小さく，軟組織の保護効果も高い．1歯のみの臼歯部修復に有効である

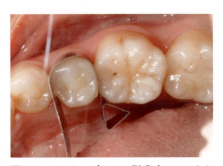

図6-3 エアタービンでの形成時，コンタクトプロテクターを使用すると隣在歯の損傷が防止できる．マトリックスバンドで代用することも可能である

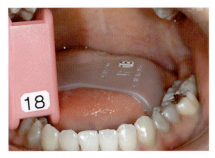

図6-4 形成時の舌の損傷を予防するタングガード付き開口器

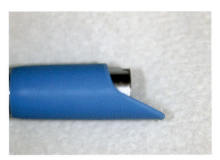

図6-5 バキュームチップのゴムを押し込み過ぎて金属部分が露出すると，軟組織損傷の原因となる

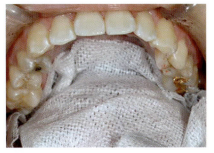

図6-6 舌根周囲にガーゼを置いて喉頭・咽頭部を塞ぐと誤飲・誤嚥の防止になる

2）器具や修復物の口腔内落下による誤飲・誤嚥
（1）保存修復処置に関連して落下異物となりうるもの
　インレー，クラウン，メタルコア，スクリューポスト，ラバーダムクランプ，印象材，バー・ポイント，洗浄用シリンジ針など．

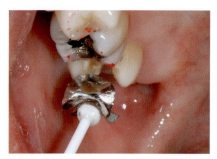

図6-7 粘着材付きアプリケーターを使用したインレーの試適

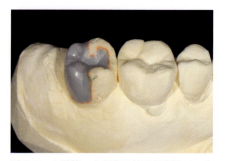

図6-8 上顎第二大臼歯の鋳造修復用ワックスパターン
このような窩洞は着脱方向が遠心側となるため，誤飲・誤嚥の危険性が高い

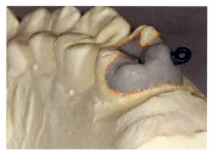

図6-9 線状のワックスを使用し，頰側部にループ型のリムーバルノブを付与する

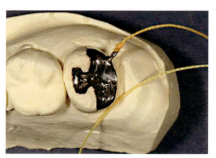

図6-10 作製された修復物にデンタルフロスなどの紐（本症例はテグス糸）を装着する

（2）対　策
　①回転切削器具を確実に装着する
　②処置をラバーダム防湿下で行う
　③舌根周囲にガーゼなどを置く（図6-6）
　④粘着材付きアプリケーターを使用する（図6-7）
　⑤器具やインレー体をデンタルフロスなどで結紮する（図6-8～11）
　⑥反射が低下している高齢者などは水平位より座位が望ましい
（3）口腔内に器具や修復物を落とした場合の対応
　①起き上がらせず，水平位のままにする．
　②落とした直後は咽頭・喉頭部に存在することが多い（図6-12）．異物が確認できれば患者の頭部を横転させ，手指やピンセット，バキュームなどで除去する．
　③異物が発見できなければ誤飲・誤嚥を考える．落下物の経路として，食道へ落下する場合（消化管異物）（図6-13）と，気管内へ吸引される場合（気管支異物）（図6-14）がある．発生頻度は食道への落下が大部分であるが，患者が咳き込んだ場合は気管への吸引の可能性が高い．いずれにしろ，胸部，腹部のエックス線

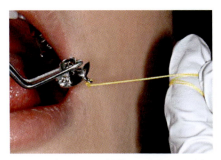

図6-11 紐をつけた状態での修復物の試適・調整
紐をつけた状態であれば，万一口腔内に落下しても，撤去が確実に行えるので安心感が大きい．また，合着時に口腔内に落下させることも多いので，紐を付けた状態でセメント合着し，セメント硬化後に口腔内でノブを削除するのが望ましい．この場合，周囲の軟組織を損傷しないよう慎重に行う．

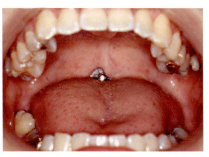

図6-12 口腔内に落下し，喉頭・咽頭部に存在するメタルインレー
水平位のままで患者の頭部を横に向けて取り出す

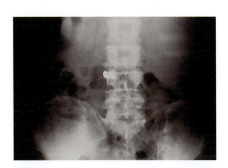

図6-13 食道に落下したメタルクラウン（消化管異物）

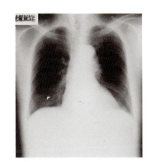

図6-14 気管に落下し，肺に達したメタルインレー（気管支異物）

撮影を行い，落下物の位置を確認することが非常に重要である．なお，医科の医師にエックス線検査を依頼する場合，落下物と同様の器具や修復物を持参すると説明しやすい．

消化管異物の場合，通常は翌日～1週間以内に自然排泄されることが多いが，必ずエックス線撮影によって，自然排泄されるまで経過を観察する．また，繊維性食物を多く摂取すると自然排泄が促進されるので有効である．5日以上同部位に停滞する場合は外科的に摘出したほうがよいとされている．

気管支異物の場合，患者が咳き込んだ場合には気管内への吸引を疑い，できるだけ咳を続けてもらい，背中を叩く．排出しない場合，自然排泄は不可能なので，専門医（耳鼻咽喉科）に除去を依頼する．遅れると開胸手術が必要となるので迅速な対応が必要である．

# INDEX 索引

## あ

アイボリーの
　シンプルセパレーター …… 56, 57
アブフラクション ……………… 18
ART …………………………… 80
IPC …………………………… 62

## い

インフォームドコンセント …… 34, 39
インベストメントマトリックス法 … 84
一次印象 ……………………… 94
医療安全 ……………………… 34
医療面接 ……………………… 36
1級修復 ……………………… 74
EBM …………………………… 3

## う

ウォーキングブリーチ ………… 104
う窩の開拡 ………………… 42, 61
う蝕検知液 …………………… 42
う蝕有病者率 ………………… 155

## え

エアブレーシブ ……………… 45
エアポリッシング …………… 106
エアロゾル感染 ……………… 163
エックス線検査 ……………… 13
エナメル質初期変化 ………… 58
エナメル質の臨界pH ………… 154
エナメルマイクロアブレージョン‥ 106
エリオットのセパレーター …… 56
円錐歯 ………………………… 150
AIPC …………………………… 65
AIPCのガイドライン ………… 35
Er：YAGレーザー …………… 45
Evidence Based Medicine ……… 3
LED照射器 ………………… 73, 129
MFR型コンポジットレジン …… 72
MI ………………… 58, 124, 125
MPS …………………………… 2
NBM …………………………… 4
SFR型コンポジットレジン ……… 72

## お

オフィスブリーチング …… 100, 102
オペーク用レジン …………… 132
音波切削 ……………………… 46
atraumatic restorative treatment …… 80

## か

OTCブリーチング …………… 101

ガイドグルーブ …………… 149, 151
カバーリング ……………… 164, 165
カリエスリスク …………… 58, 113
化学重合型コンポジットレジン … 72
化学的溶解 …………………… 46
隔壁法 ………………………… 54
加熱加圧法 …………………… 84
簡易防湿 ……………………… 50
還元帯 ………………………… 98
緩徐排除法 …………………… 52
緩徐分離法 …………………… 56
間接覆髄法 …………………… 62
感染予防 ……………………… 162
鑑別診断 ……………………… 25
管理のプロセス ……………… 58
caries observation …………… 58

## き

亀裂 …………………………… 26
金銀パラジウム合金 ………… 92
CAD/CAM ……………… 84, 138

## く

グラスアイオノマーセメント …… 80, 90
クランプ ………………… 50, 51
クランプフォーセップス …… 50
クリティカル（クリニカル）パス … 4
グルタールアルデヒド含有材料 … 108
クロール法 …………………… 106
くさび ………………… 52, 56, 57
くさび状欠損 …………… 18, 20
偶発事故 ……………………… 166

## け

ケミカルサージェリー ………… 63
削り出し法 …………………… 84
減圧練和 ……………………… 97
研磨用ストリップ ……… 122, 123

## こ

コート材 ……………………… 107
コットンロール ……………… 51
コミュニケーション ………… 36
コンタクトゲージ …………… 99
コンタクトマトリクス ……… 128

## コンポジットレジン修復 …… 72

抗菌薬療法 …………………… 62
口腔外バキューム …………… 165
咬合面ベニア ………………… 86
高周波電気メス ……………… 52
合着 …………………………… 90
合着用セメント ……………… 90
咬耗 …………………………… 18
根拠にもとづく医療 …………… 3

## さ

サービカルフェンス ………… 78
サービカルマトリックス …… 81
サブミクロンフィラー配合型コン
　ポジットレジン ……………… 72
再石灰化療法 ………………… 60
再装着 ………………………… 110
酸－塩基反応 ………………… 90
酸化帯 ………………………… 98
酸化チタンパウダー ………… 139
暫間的間接覆髄法 …………… 62
酸蝕 …………………… 22, 154
酸性食品 ……………………… 154
3級修復 ……………………… 76

## し

シェードガイド ………… 74, 78, 161
シェードテイキング ……… 87, 161
シュウ酸カリウム含有材料 … 108, 109
シランカップリング
　……… 85, 87, 138, 140, 150, 151
歯間分離法 …………………… 56
歯頸部くさび状欠損修復 …… 78
歯垢染色液 …………………… 114
歯根破折 ……………………… 28
歯髄電気診 …………………… 14
歯肉排除法 …………………… 52
歯肉排除用綿糸 ……………… 52
射出成形法 …………………… 84
従来型グラスアイオノマーセメント‥ 80
従来型コンポジットレジン …… 72
術野隔離法 …………………… 50
焼成法 ………………………… 84
消毒 …………………………… 162
浸潤麻酔 ……………………… 48

| | | |
|---|---|---|
| 侵蝕症 …………………… 154 | 電気歯髄診断器 ……………… 117 | ブリーチング ………………… 100 |
| 診療のガイドラインとマニュアル … 34 | 伝達麻酔 ………………… 48 | プレウエッジ ………………… 94 |
| CO ……………………… 58 | DMF ……………………… 156 | プレキュア …………………… 85 |
| **す** | DMFT …………………… 156 | フロアブルレジン |
| スリッター …………………… 44 | **と** | …………… 83, 85, 125, 127, 129, 136 |
| 3ステップ型 ………………… 66 | トッフルマイヤー型リテーナー … 54, 55 | 覆髄法 …………………… 62 |
| standard precaution ………… 164 | tooth wear …………………… 18 | 分割積層充填 ………………… 75 |
| **せ** | | 噴射切削 …………………… 45 |
| セクショナルマトリックス ……… 55 | **な** | Problem Oriented System …………… 2 |
| セクショナルマトリックスシステム… 54 | ナノフィラー配合型コンポジット | professional mechanical |
| セクショナルリング ………… 54 | レジン ………………… 73 | tooth cleaning …………… 60 |
| セパレーター ………………… 56 | ならい加工法 ………………… 84 | professional tooth cleaning … … 60 |
| セラミックインレー …… 84, 138 | Narrative Based Medicine …………… 4 | **へ** |
| セラミックブロック ………… 138 | **に** | ベース ………………… 62 |
| セルフエッチングプライマー … 66 | 二次印象 …………………… 94 | ベニア修復 ……………… 86, 148 |
| 正中離開 …………………… 122 | **ね** | ベベル ………………… 78 |
| 積層2回法 …………………… 94 | 燃焼帯 …………………… 98 | 変色 ………………… 29 |
| 切削法 …………………… 42 | | **ほ** |
| 接着性レジンセメント ………… 90 | | ポーセレンラミネートベニア … 86, 148 |
| 舌面ベニア ………………… 86 | **は** | ホームブリーチング ……… 100, 105 |
| **そ** | バイタイリング ……………… 128 | ポリカルボキシレートセメント … 90 |
| 象牙質知覚過敏症 ……… 23, 108 | ハイブリッド型コンポジットレジン … 73 | ホワイトニング …………… 100 |
| 即時分離法 …………………… 56 | ハイブリッドセラミックス …… 135 | ボンディングレジン ………… 66 |
| 測色器 …………………… 161 | ハロゲン照射器 ……………… 73 | 保持形態 …………………… 93 |
| | 破折 …………………… 26 | 補修 …………………… 130 |
| | 針刺し事故 …………………… 49 | POS ……………………… 2 |
| **た** | **ひ** | |
| ダイレクトベニア …………… 86, 88 | ヒヤリ・ハット …………… 166 | **ま** |
| ダウエルピン …………………… 95 | 光重合型コンポジットレジン … 72 | マイクロサンドブラスター …… 110 |
| 打診 …………………… 14 | 非侵襲性歯髄覆罩 …………… 65 | マイクロサンドブラスト ……… 88 |
| **ち** | 非侵襲性歯髄覆罩のガイドライン … 35 | マイクロフィラー型コンポジットレジン … 72 |
| 知覚過敏 …………………… 23 | 非侵襲的修復技法 …………… 80 | マクロフィラー型コンポジットレジン … 72 |
| 鋳造法 …………………… 84 | 標準予防策 ………………… 164 | マトリックスバンド ………… 54, 55 |
| 直接覆髄法 …………………… 62 | 表面麻酔 …………………… 48 | 麻酔法 …………………… 48 |
| **つ** | PTC …………… 60, 101, 106, 113, 115 | 摩耗 …………………… 18, 19 |
| 2ステップ（型）…………… 66, 67 | PMTC ……………………… 60 | **み** |
| **て** | **ふ** | ミニマルインターベンション … 124 |
| テトラサイクリン ………… 29, 148 | ファイバーポスト …… 144, 145, 146 | ミリング …………………… 140 |
| デュアルキュア …………………… 66 | フィールドコントロール …… … 50 | 未燃焼帯 …………………… 98 |
| デュアルキュア型コンポジットレジン … 72 | フェリアーのセパレーター …… 56 | minimal intervention ………… 58 |
| デュアルキュア型レジンセメント … 70, 91 | フッ素症 …………………… 100 | **め** |
| デュアルブリーチング ………… 101 | プライマー …………………… 66 | メタルアンレー …………… 142 |
| デンティンコンディショナー …… 81 | プラスチックマトリックス …… 54 | メタルインレー修復 …………… 92 |
| 抵抗形態 …………………… 93 | フラックス ………………… 97 | |
| 撤去用器具 …………………… 44 | | |

## も

モックアップ ……………………… 88
物語と対話にもとづく医療 ……… 4
問題志向型診療システム ………… 2

## や

ヤングのフレーム ……………… 51
薬液溶解 ………………………… 46

## ゆ

誘発痛検査 ……………………… 14
湯流れ …………………………… 97

## ら

ライニング ……………………… 62
ラップジョイント ……………… 79

ラテックスアレルギー …………… 50
ラバーダム ……………………… 50
ラバーダムパンチ ……………… 51

## り

リキャップ ……………………… 49
リコール ………………………… 112
リスク判定 ……………………… 12
リスク評価 ……………………… 112
リスクファクター ……………… 112
リムーバー ……………………… 44
リムーバルノブ ………………… 168
リン酸亜鉛セメント ……………… 90
リン酸エッチング ……………… 66
罹患象牙質の除去 …………… 42, 61
裏層法 …………………………… 62

## れ

レーザー ………………………… 45

レジンアンレー ………………… 144
レジンインレー ………………… 82
レジンインレー修復 …………… 134
レジンコア ……………………… 145
レジンコーティング
…… 62, 64, 84, 108, 109, 134, 136
レジン修復 ……………………… 120
レジンセメント ………………… 69
レジンダイレクトベニア ……… 86
レジン添加型グラスアイオノマー
セメント ……………………… 80, 81
レジンラミネートベニア … 86, 150

## わ

ワックスパターン ……………… 97
1ステップ（型）…………… 66, 68

資料集 **173**

## 材料・薬剤，機器一覧

| | 商品名 | 一般名 | 掲載ページ | 問い合わせ先 |
|---|---|---|---|---|
| **材料・薬剤** | | | | |
| **ア** | アドパーイージーボンド セルフエッチアドヒーシブ | 接着材 | 79 | スリーエムジャパン（株） |
| | IPS エンプレス CAD | CAD/CAM 用セラミックブロック | 138 | Ivoclar Vivadent（株） |
| | イソジン液 | 含嗽剤 | 162 | 塩野義製薬（株） |
| | インレーワックス（グレー） | インレーワックス | 96 | （株）ジーシー |
| | ED Primer II | 接着前処理材 | 138 | クラレノリタケデンタル（株） |
| | エステニア C&B | レジンセメント | 135 | クラレノリタケデンタル（株） |
| | エステライトΣクイック | 修復用レジン | 73 | （株）トクヤマデンタル |
| | エステライトフロークイック | 修復用フロアブルレジン | 73 | （株）トクヤマデンタル |
| | MS コート | 知覚過敏治療用コート材 | 109 | サンメディカル（株） |
| | オパールエッセンス 10% | ホームブリーチング材 | 105 | ULTRADENT JAPAN（株） |
| **カ** | カリエスチェック | う蝕検知液 | 43 | 日本歯科薬品（株） |
| | カリエスディテクター | う蝕検知液 | 43, 61, 74, 76 | クラレノリタケデンタル（株） |
| | カリソルブ | う蝕薬液溶解剤 | 47 | デンツプライシロナ（株） |
| | グラディアダイレクト | 修復用レジン | 73 | （株）ジーシー |
| | グラディアフォルテ | 修復用レジン（間接法） | 150, 151 | （株）ジーシー |
| | クラパール | ポーセレンベニア接着システム | 90 | クラレノリタケデンタル（株） |
| | クリアフィル AP-X | 修復用レジン | 131 | クラレノリタケデンタル（株） |
| | クリアフィル CR インレーキット | 修復用レジン（間接法） | 83 | クラレノリタケデンタル（株） |
| | クリアフィルエステティックセメント | レジンセメント | 71, 138 | クラレノリタケデンタル（株） |
| | クリアフィルセラミックプライマー | シランカップリング材 | 138 | クラレノリタケデンタル（株） |
| | クリアフィルトライエスボンド | 接着材 | 125 | クラレノリタケデンタル（株） |
| | クリアフィルポーセレンボンドアクチベータ | シランカップリング材 | 137 | クラレノリタケデンタル（株） |
| | クリアフィルマジェスティ LV | 修復用フロアブルレジン | 125 | クラレノリタケデンタル（株） |
| | クリアフィルマジェスティ | 修復用レジン | 73 | クラレノリタケデンタル（株） |
| | クリアフィルメガボンド | 接着材 | 67, 74 | クラレノリタケデンタル（株） |
| | クリアフィルメガボンド FA | 接着材 | 109 | クラレノリタケデンタル（株） |
| | K エッチャント | リン酸エッチング材 | 138 | クラレノリタケデンタル（株） |
| | コンポジットプライマー | 間接法レジン用プライマー | 150, 151 | （株）ジーシー |
| **サ** | 松風ハイライト | オフィスブリーチング材 | 30, 102, 103 | （株）松風 |
| | 松風ハイライトシェードアップ | ホームブリーチング材 | 105 | （株）松風 |
| | シングルボンド | 接着材 | 148, 149, 150, 151 | スリーエムジャパン（株） |
| | G-ボンド | 接着材 | 133 | （株）ジーシー |
| | G-ボンドプラス | 接着材 | 68 | （株）ジーシー |
| | スーパーセップ | ワックス分離材 | 95 | カボデンタルシステムズ（株） |
| | スーパーボンド C&B | レジンセメント | 26 | サンメディカル（株） |
| | ジーシーセップ | ワックス分離材 | 96 | （株）ジーシー |
| | セラミックプライマー | シランカップリング材 | 148, 149 | （株）ジーシー |
| | ソラーレ | 修復用レジン | 73, 133 | （株）ジーシー |

| | 商品名 | 一般名 | 掲載ページ | 問い合わせ先 |
|---|---|---|---|---|
| タ | ダイカル | (覆髄剤) 水酸化カルシウム製剤 | 63 | デンツプライシロナ (株) |
| | デュラシール | レジン仮封材 | 95 | (株) モリタ |
| | デントカルト (SM, LB) | 唾液検査キット (細菌検査) | 59 | (株) オーラルケア |
| | デントバフストリップ | 唾液検査キット | 59 | (株) オーラルケア |
| | テンポラリーストッピング | 仮封材 | 115, 116 | (株) ジーシー |
| | D ライナー | 接着材 | 131 | サンメディカル (株) |
| | トクヤマ ボンドフォース | 接着材 | 76 | (株) トクヤマデンタル |
| ナ | ナイトホワイトエクセル | ホームブリーチング材 | 30, 32 | デンツプライシロナ (株) |
| | ノリタケスーパーポーセレン AAA | 焼成用陶材 | 148, 149 | クラレノリタケデンタル (株) |
| ハ | ハイ - ボンド カルボプラス | カルボキシレートセメント | 62 | (株) 松風 |
| | パナビア F2.0 | レジンセメント | 137, 147 | クラレノリタケデンタル (株) |
| | パルパー | 温度診用冷却材 | 115, 116 | (株) ジーシー |
| | ビーナス | 修復用レジン | 73 | クルツァージャパン (株) |
| | ヒビテン・グルコネート液 | 消毒液 | 162 | 住友ファーマ (株) |
| | ビューティコート | 歯面コート材 | 107 | (株) 松風 |
| | ビューティフィル フロー F02 | 修復用フロアブルレジン | 73 | (株) 松風 |
| | ビューティフィルフロー | 修復用フロアブルレジン | 121, 123, 136 | (株) 松風 |
| | ビューティボンド | 接着材 | 121, 123 | (株) 松風 |
| | フィルテック シュープリーム DL | 修復用レジン | 73 | スリーエムジャパン (株) |
| | フィルテック シュープリーム XT | 修復用レジン | 73 | スリーエムジャパン (株) |
| | フォーシーズン | 修復用レジン | 73 | Ivoclar Vivadent (株) |
| | フジ I | グラスアイオノマーセメント | 99 | (株) ジーシー |
| | フュージョン II | 印象材 | 94 | (株) ジーシー |
| | フルオール N | フッ化物歯面塗布製剤 | 114, 115 | (株) ビーブランド・メディコーデンタル |
| | プロテクトライナー F | ライナー用フロアブルレジン | 75 | クラレノリタケデンタル (株) |
| | プロルート MTA | 覆髄剤 | 63 | デンツプライシロナ (株) |
| | ポーセレンライナー M | セラミックス用接着材 | 131 | サンメディカル (株) |
| | ホワイトコート | 歯面コート材 | 32, 107 | クラレノリタケデンタル (株) |
| マ | マッシュプリント | 印象材 | 95 | デンツプライシロナ (株) |
| | メルサージュシステム | 歯面研磨材 | 106 | (株) 松風 |
| ヤ | ユニフィルフロー AO3 | 修復用フロアブルレジン | 133 | (株) ジーシー |
| ラ | リライエックストラインペースト | ポーセレンベニア用レジンセメント | 148, 150 | スリーエムジャパン (株) |
| | リライエックスベニアセメント | ポーセレンベニア用レジンセメント | 148, 150 | スリーエムジャパン (株) |
| | レッドコート | 歯垢染色液 | 114 | サンスター (株) |
| ワ | ワックスクリーナースプレー | ワックス表面活性剤 | 97 | (株) 松風 |

| 商品名 | 一般名 | 掲載ページ | 問い合わせ先 |
|---|---|---|---|
| **小器具** | | | |
| **ア** アイボリー型セパレーター | 歯間分離器 | 56, 57 | (株) YDM |
| アダプトセクショナルマトリックス | 隔壁・歯間分離システム | 54, 55 | カボプランメカジャパン (株) |
| アダプトルーシーウェッジ | くさび | 55, 57 | カボプランメカジャパン (株) |
| インターデンタルウェッジ | くさび | 55, 57, 77 | カボプランメカジャパン (株) |
| インレー・クラウンセッター | クラウン・インレー圧接保持器 | 91 | (株) YDM |
| ウィザードウェッジ アナトミカル | くさび | 94 | (株) モリタ |
| ウェーブウェッジ | くさび | 94 | (株) ジーシー |
| ウルトラパックコード | 歯肉排除用コード | 53 | ULTRADENT JAPAN (株) |
| エピテックス | レジン研磨用ストリップス | 91, 123 | (株) ジーシー |
| エリオット型セパレーター | 歯間分離器 | 56, 57 | (株) YDM |
| MI コンセプトバーセット | ダイヤモンドポイントセット | 76 | (株) ジーシー |
| MI ダイヤセット | ダイヤモンドポイントセット | 126 | (株) 松風 |
| M・M ステインアプリケータ | レジン充填器 | 127 | 背戸製作所 |
| M・M レジンクリエータ | レジン充填器 | 127 | 背戸製作所 |
| SJCD バーエステティックライン（ラミネートベニア形成用） | ダイヤモンドポイントセット | 148, 149, 150, 151 | (有) バイオテックジャパン |
| オクルーブラシ | 研磨用ブラシ | 138 | カボプランメカジャパン (株) |
| **カ** コンタクトゲージ | 接触点検査具 | 99 | (株) YDM |
| コンタクトプロテクター | 隣在歯隣接面保護用マトリックス | 167 | (株) YDM |
| コンタクトマトリックス | 隔壁・歯間分離システム | 54, 55 | (株) エイコー |
| コンツァーストリップス | 隔壁（歯頸部用） | 54 | Ivoclar Vivadent (株) |
| コンポジタイト 3D システム | 隔壁・歯間分離システム | 54, 55 | (株) モリタ |
| コンポジットインスツルメント | レジン充填器 | 77 | (株) ジーシー |
| コンポジットレジンフィニッシングバー（#14） | レジン仕上げ用バー | 91 | デンツプライシロナ (株) |
| コンポマスター | レジン研磨用ポイント | 77 | (株) 松風 |
| **サ** シロプレップセット | 超音波切削装置 | 138 | デンツプライシロナ (株) |
| CR ポリッシングキット | レジン研磨システム | 75 | (株) 松風 |
| スーパースナップバフディスク | レジン研磨用ディスク | 121 | (株) 松風 |
| スチールマトリックスロール | 隔壁用マトリックス | 148, 149, 150, 151 | カボプランメカジャパン (株) |
| スティックンプレイス | 粘着性修復物保持具 | 138 | クロスフィールド (株) |
| ストップストリップス | 隔壁用マトリックスバンド | 54 | カボプランメカジャパン (株) |
| ストリップロール | 隔壁用マトリックスバンド | 54 | (株) モリタ |
| スムースカット ff タイプ | ダイヤモンドポイント | 75, 79 | (株) ジーシー |
| セパレートディスク | ダイヤモンドディスク | 98 | (株) 松風 |
| セラムダイヤ | ダイヤモンド入りシリコンポイント | 137, 138 | (株) モリタ |
| CEREC Bur Set | CAD/CAM ミリング用バー | 138 | デンツプライシロナ (株) |

| 商品名 | 一般名 | 掲載ページ | 問い合わせ先 |
|---|---|---|---|
| ソフレックス | レジン研磨用ディスク | 77, 91, 121, 123, 138 | スリーエムジャパン（株） |
| ソフレックス XT | レジン研磨用ディスク | 79 | スリーエムジャパン（株） |
| **タ** ダイヤモンドポイント CA #S3 | ダイヤモンドポイント | 94 | （株）松風 |
| ダイヤモンドポイント FG（スーパーファイン） | ダイヤモンドポイント | 148, 150 | （株）松風 |
| タングガード付き口角鉤 | 口角鉤 | 167 | （株）モリタ |
| トランスペアレント・サービカル・マトリックス | 圧接子 | 133 | カボデンタルシステムズ（株） |
| **ハ** ハイブリッドセラミックス形成用ダイヤモンドバー | ダイヤモンドポイントセット | 135 | （株）マニー |
| パロティスロール | コットン吸湿材 | 51 | （株）茂久田商会 |
| パロデントシステム | 隔壁・歯間分離システム | 54 | デンツプライシロナ（株） |
| 筆 No.31 | 平筆（レジン形態付与用） | 127 | （株）トクヤマデンタル |
| フレキシダム | ラバーシート | 51 | （株）茂久田商会 |
| プレミアムスティッキーアプリケーター | 間接法修復物保持具 | 168 | フィード（株） |
| V-リングシステム | 隔壁・歯間分離システム | 54, 128 | （株）ジーシー |
| ポリエステルマトリックステープ | マトリックテープ | 76, 78 | スリーエムジャパン（株） |
| ホリコダイヤモンドポイント MI-A キット | ダイヤモンドポイント | 125 | （株）茂久田商会 |
| **マ** マトリックスリテーナーセット | 隔壁 | 54, 55 | （株）YDM |
| ミニダム | ラバーダム | 166 | （株）東京歯材社 |

## 機　器

| 商品名 | 一般名 | 掲載ページ | 問い合わせ先 |
|---|---|---|---|
| **ア** アーウィンアドベール | Er：YAG レーザー | 45 | （株）モリタ |
| エアロステーション | 噴射切削装置 | 46 | （株）ヨシダ |
| XL3000 | 光照射器 | 131 | スリーエムジャパン（株） |
| オプチラックス 501 | 光照射器 | 73 | カボプランメカジャパン（株） |
| **カ** 局部咬合器 | 咬合器 | 96 | （株）YDM |
| **サ** G ライト | 光照射器 | 67, 68 | （株）ジーシー |
| G-ライト プリマ | 光照射器 | 73 | （株）ジーシー |
| セレック 3D | CAD/CAM システム | 138 | デンツプライシロナ（株） |
| **タ** DEMI | 光照射器 | 138 | カボプランメカジャパン（株） |
| デントテスター | 電気歯髄診断器 | 115, 117 | （株）モリタ |
| **ハ** ピンデックス | ダウエルピン植立器 | 95 | （株）茂久田商会 |
| ブルーショット | 光照射器 | 129 | （株）松風 |
| プログ-F | 高周波電気メス | 53 | （株）モリタ |
| ペンキュアー | 光照射器 | 148, 149, 150, 151 | （株）モリタ |
| **マ** マイクロエッチャー | マイクロサンドブラスト器 | 89 | （株）エイコー |

## 問い合わせ先一覧

| | 会社名 | 郵便番号 | 住　所 | 電話番号 |
|---|---|---|---|---|
| あ | Ivoclar Vivadent（株） | 113-0033 | 東京都文京区本郷 1-28-24 IS 弓町ビル | 03-6801-1301 |
| | ULTRADENT JAPAN（株） | 151-0061 | 東京都渋谷区初台 1-34-14 初台 TN ビル 3F | 03-5365-1760 |
| | （株）エイコー | 110-0005 | 東京都台東区上野 3-17-10 | 03-3834-5777 |
| | （株）オーラルケア | 116-0013 | 東京都荒川区西日暮里 2-32-9 | 03-3801-0151 |
| か | カボプランメカジャパン（株） | 140-0001 | 東京都品川区北品川 4-7-35 御殿山トラストタワー 15F | 0800-100-6505 |
| | クラレノリタケデンタル（株） | 100-0004 | 東京都千代田区大手町 2-6-4 常盤橋タワー | 03-6701-1700 |
| | クロスフィールド（株） | 130-8516 | 東京都墨田区江東橋 1-3-6 | 03-5625-3306 |
| さ | サンスター（株） | 569-1195 | 大阪府高槻市朝日町 3-1 | 072-682-5541 |
| | サンメディカル（株） | 524-0044 | 滋賀県守山市古高町 571-2 | 077-582-9981 |
| | （株）ジーシー | 133-0033 | 東京都文京区本郷 3-2-14 | 03-3815-1815 |
| | （株）松風 | 605-0983 | 京都市東山区福稲上高松町 11 | 075-561-1112 |
| | 住友ファーマ（株） | 541-0045 | 大阪市中央区道修町 2-6-8 | 06-6203-5321 |
| | スリーエムジャパン（株） | 141-8684 | 東京都品川区北品川 6-7-29 | 0570-022-123 |
| | （株）背戸製作所 | 300-4223 | 茨城県つくば市小田 4596-1 | 029-867-0376 |
| た | デンツプライシロナ（株） | 104-0061 | 東京都中央区銀座 8-21-1 住友不動産汐留浜離宮ビル | 03-5148-7777 |
| | （株）東京歯材社 | 110-0001 | 東京都台東区谷中 2-5-20 | 03-3823-7501 |
| | （株）トクヤマデンタル | 110-0016 | 東京都台東区台東 1-38-9 イートピア清洲橋通ビル 7F | 03-3835-2260 |
| な | 日本歯科薬品（株） | 750-0025 | 山口県下関市竹崎町 4-7-24 | 083-222-2221 |
| は | （有）バイオテックジャパン | 150-0002 | 東京都渋谷区渋谷 2-1-12-4F | 03-3400-5133 |
| | （株）ビーブランド・メディコーデンタル | 533-0031 | 大阪市東淀川区西淡路 5-20-19 | 06-6370-4182 |
| | フィード（株） | 220-6119 | 神奈川県横浜市西区みなとみらい 2-3-3 クィーンズタワー B 19F | 045-662-4505 |
| | クルツァージャパン（株） | 113-0033 | 東京都文京区本郷 4-8-13 TSK ビル 2F | 03-5803-2151 |
| ま | （株）マニー | 321-3231 | 栃木県宇都宮市清原工業団地 8-3 | 028-667-1811 |
| | ムンディファーマ（株） | 108-6019 | 東京都港区港南 2-15-1 品川インターシティ A 19F | 03-6718-2350 |
| | （株）茂久田商会 | 650-0047 | 兵庫県神戸市中央区港島南町 4-7-5 | 078-303-8241 |
| | （株）モリタ | 110-8513 | 東京都台東区上野 2-11-15 | 03-3834-6161 |
| よ | （株）ヨシダ | 110-8507 | 東京都台東区上野 7-6-9 | 03-3845-2971 |
| わ | （株）YDM | 114-0014 | 東京都北区田端 6-5-20 | 03-3828-3161 |

【編者略歴】

せんだ　あきら
千田　彰
1973年　愛知学院大学歯学部卒業
1995年　愛知学院大学歯学部教授
2021年　愛知学院大学名誉教授

てらした　まさみち
寺下　正道
1973年　九州歯科大学卒業
1977年　九州歯科大学大学院歯学研究科修了
1989年　九州歯科大学教授
2013年　九州歯科大学名誉教授

たがみ　じゅんじ
田上　順次
1980年　東京医科歯科大学歯学部卒業
1984年　東京医科歯科大学歯学部大学院歯学研究科修了
1995年　東京医科歯科大学教授
2000年　東京医科歯科大学医歯学総合研究科教授
2021年　東京科学大学名誉教授
2023年　チュラロンコン大学教授

なら　よういちろう
奈良　陽一郎
1980年　日本歯科大学卒業
1984年　日本歯科大学大学院歯学研究科修了
2003年　日本歯科大学生命歯学部教授
2023年　日本歯科大学名誉教授

みやざき　まさし
宮崎　真至
1987年　日本大学歯学部卒業
1991年　日本大学大学院歯学研究科修了
2005年　日本大学歯学部教授

かたやま　ただし
片山　直
1976年　城西歯科大学卒業
1981年　城西歯科大学大学院修了
1998年　明海大学歯学部教授
2018年　明海大学歯学部名誉教授

※本書は2009年11月に「保存修復クリニカルガイド　第2版　DVDビデオ付き」として発行されたものを，内容は発行時のまま，動画データをDVDではなく，小社WEBサイトを通じて提供する形式に変更したうえで，再発行したものです．

---

**保存修復クリニカルガイド　第2版**
**Web動画付**　　　　　　　　　ISBN 978-4-263-45691-0

2003年　7月10日　第1版第1刷発行（保存クリニカルガイド）
2007年　2月10日　第1版第2刷発行
2009年11月10日　第2版第1刷発行（改題）
2022年　1月20日　第2版第8刷発行
2025年　2月20日　第2版（Web動画付）第1刷発行

編集　千　田　　　彰
　　　寺　下　正　道
　　　田　上　順　次
　　　奈　良　陽一郎
　　　宮　崎　真　至
　　　片　山　　　直
発行者　白　石　泰　夫
発行所　医歯薬出版株式会社
　　　　〒113-8612　東京都文京区本駒込1-7-10
　　　　TEL．（03）5395-7638（編集）・7630（販売）
　　　　FAX．（03）5395-7639（編集）・7633（販売）
　　　　https://www.ishiyaku.co.jp/
　　　　郵便振替番号　00190-5-13816

乱丁・落丁の際はお取り替えいたします．　　印刷・壮光舎印刷／製本・明光社
© Ishiyaku Publishers, Inc., 2003, 2025. Printed in Japan

本書の複製権・翻訳権・翻案権・上映権・譲渡権・貸与権・公衆送信権（送信可能化権を含む）・口述権は，医歯薬出版（株）が保有します．
本書を無断で複製する行為（コピー，スキャン，デジタルデータ化など）は，「私的使用のための複製」などの著作権法上の限られた例外を除き禁じられています．また私的使用に該当する場合であっても，請負業者等の第三者に依頼し上記の行為を行うことは違法となります．

JCOPY ＜出版者著作権管理機構　委託出版物＞
本書をコピーやスキャン等により複製される場合は，そのつど事前に出版者著作権管理機構（電話03-5244-5088，FAX 03-5244-5089，e-mail：info@jcopy.or.jp）の許諾を得てください．